药物并非总友好，
用药可能伤及我。
慧眼识别有秘籍，
安全用药有方法。
预防监测最重要，
别让药物伤着我。
万一误伤别慌张，
教你如何保护我。

——郝芹琴

药物伤肝防治科普指南

对药物伤肝说不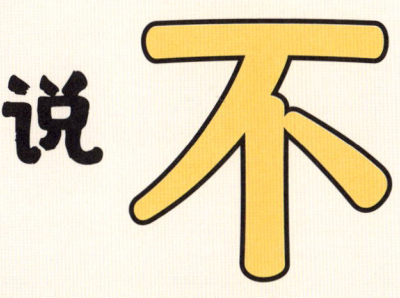

主 编
茅益民

副主编
唐洁婷 刘晓琰 顾瑾 黄莎

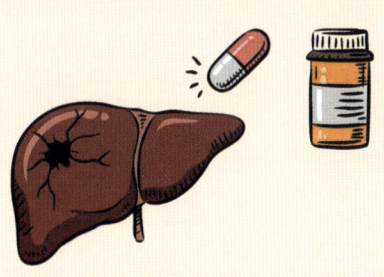

上海科学技术出版社

图书在版编目（CIP）数据

对药物伤肝说不 / 茅益民主编. -- 上海：上海科学技术出版社, 2025. 7. -- ISBN 978-7-5478-7174-4

Ⅰ. R575.1

中国国家版本馆CIP数据核字第20257F7X07号

对药物伤肝说不

主　编　茅益民

副主编　唐洁婷　刘晓琰　顾瑾　黄莎

上海世纪出版（集团）有限公司
上　海　科　学　技　术　出　版　社 出版、发行
（上海市闵行区号景路159弄A座9F-10F）
邮政编码201101　www.sstp.cn
山东韵杰文化科技有限公司印刷
开本　720×1000　1/16　印张 10
字数　100千字
2025年7月第1版　2025年7月第1次印刷
ISBN 978-7-5478-7174-4/R·3276
定价：48.00元

本书如有缺页、错装或坏损等严重质量问题，请向印刷厂联系调换

内容提要

　　本书采用 150 个问答的形式，以肝脏为第一人称视角，向读者深入浅出地传递药物伤肝的基础知识、危险因素、常见伤肝药物、病情严重程度及预后的判断、有效就医与随访方法、治疗措施等内容。此外，针对抗结核药和抗肿瘤药所带来的较高伤肝风险，本书亦进行了详尽阐述。

　　本书以专业医学视角为基石，通过深入浅出的科普表达，旨在帮助读者全面掌握药物安全使用规范，引导大众建立科学理性的用药思维，从而在日常生活中实现精准用药、安全用药，有效降低药物性肝损伤的发生风险，全方位守护肝脏健康防线。

编委名单

主　编　茅益民
副主编　唐洁婷　刘晓琰　顾　瑾　黄　莎
编　委（按姓氏首字拼音排序）

蔡庆贤　深圳市第三人民医院
蔡晓波　上海交通大学医学院附属第一人民医院
曹　婕　同济大学附属上海市肺科医院
曹海芳　青海省第四人民医院
柴青青　复旦大学附属华东医院
陈　杰　山西医科大学第一医院
陈恩强　四川大学华西医院
陈公英　杭州师范大学附属医院
陈志杰　深圳市第三人民医院
丁雯瑾　上海交通大学医学院附属新华医院
董洪静　青岛大学附属医院
董一诺　上海交通大学医学院附属仁济医院
傅　蕾　中南大学湘雅医院
高　岭　杭州师范大学附属医院
顾　瑾　同济大学附属上海市肺科医院
桂徐蔚　同济大学附属上海市肺科医院
郭雨欣　江南大学附属无锡五院
郝彦琴　山西医科大学第一医院
何兰兰　福建医科大学孟超肝胆医院
黄　莎　福建省肿瘤医院
黄祖雄　福建医科大学孟超肝胆医院
蒋艳明　杭州师范大学附属医院
雷晓红　上海交通大学医学院附属仁济医院
李　亮　中南大学湘雅医院

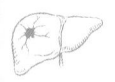

李庭红	天津市第三中心医院
李晓芸	福建医科大学附属第一医院
林　彤	山西医科大学
林爱芳	福建医科大学孟超肝胆医院
刘晓琳	苏州大学附属第一医院
刘晓琰	复旦大学附属华东医院
鲁竹琼	上海交通大学医学院附属第一人民医院
陆忠华	江南大学附属无锡五院
马明洋	天津医科大学总医院
马思聪	浙江大学附属第一医院
牛庆慧	青岛大学附属医院
潘晓青	杭州师范大学附属医院
彭　真	河南省人民医院
时　静	山东省肿瘤医院
孙　璐	江南大学附属无锡五院
唐洁婷	上海交通大学医学院附属仁济医院
王萌萌	复旦大学附属肿瘤医院
王鸣旺	上海交通大学医学院附属第一人民医院
王勇峰	上海交通大学医学院附属仁济医院
温晓玉	吉林大学白求恩第一医院
辛永宁	青岛市市立医院
许城英	江南大学附属无锡五院
杨　丽	同济大学附属上海市同济医院
叶敏燕	福建省肿瘤医院
张　莉	山东省肿瘤医院
张　瑜	青海省第四人民医院
张明媛	吉林大学白求恩第一医院
郑丽青	福建医科大学孟超肝胆医院
支　阳	上海交通大学医学院附属仁济医院
钟　巍	上海交通大学医学院附属仁济医院

绘　图　董一诺　曹　婕　支　阳

前 言

药物伤肝不仅会影响原发疾病（如肿瘤、结核病等）的治疗效果，而且严重的药物伤肝事件可能导致急性肝衰竭，甚至危及生命。媒体多次曝光的严重药物伤肝事件，很大程度上归因于公众认识盲区和不当用药习惯，而这些悲剧本可避免。因此，药物伤肝是每位公众都应认真对待的问题。

为增强公众对药物安全性的认知，特别是对药物伤肝风险的防范意识，纠正不当用药行为，培养合理用药的良好习惯，由上海市脂肪性肝病诊治研究中心、中国医药生物技术协会药物性肝损伤防治技术专业委员会等权威学术机构联合发起，汇聚国内精英专家智慧结晶，精心编撰此科普指南。旨在引导公众准确掌握药物伤肝的相关知识，倡导"从我做起"的理念，力求最大限度地预防和规避药物伤肝事件的发生。

本书的编写凝聚了所有编者的心血和辛勤的劳动，也得到了上海市浦东新区塘桥社区服务中心赵舒然、杨雪丽两位基层医疗机构医务人员，以及上海市杨浦区控江路街道紫城居民委员会王芳、迈图技术有限公司孙蓉晖、上海理工大学林颖颖、《大众医学》编辑部黄薏、同济大学梁穑稼、上海海关纪春江等提出的宝贵意见和建议，在此表示衷心的感谢。

2025 年 4 月

目 录

我是谁？/ 1

1. 我被誉为"解毒工厂"，您能猜出我是谁吗？/ 2
2. 您熟悉我的家庭成员吗？/ 2
3. 我是身兼多职的"工作狂"，您是否好奇我具体从事哪些工作呢？/ 4
4. 当您服下药物，我将开启怎样的工作流程？/ 4

伤我的"罪魁祸首"究竟有哪些？/ 6

5. 伤我的"元凶"究竟是谁？/ 7
6. 一旦我受伤，与我息息相关的家庭成员会有何反应？/ 8

药物伤我的概率大吗？/ 10

7. 药物是否会成为伤害我的"幕后黑手"？/ 11
8. 药物为何会伤我，为何别人说安全的药却伤了我？/ 11
9. 当您服用药物后，我遭受损伤的可能性有多大？/ 13

哪些情形会致药物伤我风险大幅增加？/ 14

10. 药物的哪些特性会增加我受伤的风险？/ 15
11. 如果需要服用多种药物，我受伤的风险会增加吗？/ 15
12. 基因、年龄、性别等会影响药物对我的伤害吗？/ 16
13. 肥胖或糖尿病是否会使药物伤我的风险升高？/ 17
14. 对于过敏体质的人，药物伤我的风险会更高吗？/ 18
15. 妊娠时若服药，我会有较大受伤风险吗？/ 18
16. 频繁饮酒是否会伤到我？/ 19
17. 经常在应酬中饮酒，是否会使药物伤我的风险升高？/ 20
18. 如果我已有慢性乙型肝炎、酒精性肝病、肝硬化、脂肪肝等损伤，药物会进一步增加我的受伤风险吗？/ 21

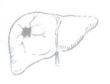

哪些药物是伤我的潜在"杀手"？/ 22

- 19. 哪些药物最易让我受伤？/ 23
- 20. 查找药物伤我信息的有效途径有哪些？/ 23
- 21. 为何只是吃了几粒感冒药，我却受伤了？/ 24
- 22. 频繁服用止痛药，会对我造成伤害吗？/ 24
- 23. 抗生素也会伤到我吗？/ 25
- 24. 抗结核药物伤我风险能否提前预知？/ 26
- 25. 抗病毒药物会伤我吗？/ 27
- 26. 抗真菌药物会伤我吗？/ 28
- 27. 他汀类药物容易伤我，还能用吗？/ 29
- 28. 其他血脂调节药物会伤我吗？/ 30
- 29. 抗高血压药物对我有影响吗？/ 31
- 30. 糖尿病治疗药物会对我产生影响吗？/ 32
- 31. 甲亢治疗药物会伤我吗？/ 34
- 32. 抗肿瘤化学治疗药物会伤我吗？/ 35
- 33. 抗肿瘤内分泌治疗药物会伤我吗？/ 35
- 34. 抗肿瘤靶向治疗药物会伤我吗？/ 36
- 35. 哪些患者使用抗肿瘤免疫治疗药物后更容易让我受伤？/ 36
- 36. 消化系统药物会伤我吗？/ 37
- 37. 激素和免疫抑制剂会伤我吗？/ 37
- 38. 精神类药物会伤我吗？/ 38
- 39. 呼吸系统药物会伤我吗？/ 39
- 40. 骨骼系统药物会伤我吗？/ 40
- 41. 当需服用的药物被报道可能伤我，究竟能不能用呢？/ 41

中草药和保健品会伤我吗？/ 42

- 42. 为了调理身体或进补而服用中草药会伤我吗？/ 43
- 43. 哪些中草药可能会伤到我？/ 43
- 44. 中草药导致我受伤的原因有哪些？/ 44
- 45. 服用保健品或护肝类保健品，能确保绝对安全而不伤我吗？/ 45

接触染发剂等化学物品会伤我吗？/ 46

- 46. 染发剂会伤我吗？/ 47
- 47. 吸入装修后的油漆、甲醛会伤我吗？/ 47

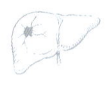

48. 接触化学或化工物品会伤我吗？/48

药物伤我分几大"门派"？/50

49. 按照病程和药物伤我后的表现，可分为哪几个"门派"？/51
50. 若是急性损害来袭，肝功能指标会以何种方式向您预警？/52
51. 若深陷慢性损害困境，肝功能指标怎样悄悄给您暗示？/53
52. 药物会悄悄把我"改造"成脂肪肝吗？/53
53. 药物会悄悄把我"改造"成肝纤维化或肝硬化吗？/54
54. 药物能否把我"逼"成肝癌？/54
55. 药物是否具备"迫使"我胆管损伤的潜在风险？/55
56. 当肝脏急性受伤，依据肝功能指标升高幅度可分为哪些"门派"？/56
57. 药物为何会让我呈现出不同的损伤类别？/57

药物若伤了我，身体会发出哪些"警报"？/59

58. 警示我受伤的症状有哪些？/60
59. 如果我受伤了，会出现发热或皮疹吗？/61
60. 如果我受伤了，会出现腹痛或腹水吗？/62
61. 用药后皮肤瘙痒、大便颜色变浅呈白色、皮肤和小便颜色发黄警示什么？/62
62. 哪些药物最容易让我的血管受伤，有哪些典型表现？/63
63. 药物导致我功能衰竭的典型表现有哪些？/63

出现哪些身体异常应立即就医？/65

64. 什么状况下，必须毫不犹豫地就医？/66
65. 若身体无症状，仅转氨酶升高，是否必须就医？/67
66. 体检发现转氨酶数值始终轻度升高，是否需要就医？/67
67. 体检反复查出 γ-谷氨酰转肽酶数值偏高，是否必须就医？/68
68. 体检仅发现总胆红素指标偏高，其余正常，是否需要就医？/68

高效就医攻略有哪些？/69

69. 就医时应该做哪些准备，主动与医生沟通哪些要点？/70
70. 需要告诉医生饮酒情况和过敏史吗？/71
71. 是否应该主动向医生透露药物伤肝病史？/72

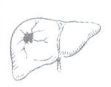

哪些检查可以判断药物伤了我？/ 73

72. 哪些肝功能指标可判断我是否受伤？/ 74
73. 哪些血液学检查可明确药物是否伤我？/ 74
74. 如果怀疑药物伤了我，是否需要做超声检查？/ 75
75. 如果怀疑药物伤了我，是否需要做 CT 或磁共振检查？/ 76
76. 如果怀疑药物伤了我，是否需要做肝穿刺？/ 76

如何判断我的伤势较为严重？/ 78

77. 药物导致我功能衰竭有哪些严重后果？/ 79
78. 出现哪些症状说明我受伤比较重？/ 79
79. 哪些肝功能指标异常提示我的损伤严重？/ 80
80. 转氨酶升高但胆红素正常，反映了我的什么状况？/ 80
81. 转氨酶下降但胆红素上升，是否表明我的伤势在好转？/ 81
82. 哪些指标异常，说明我的功能受到了影响？/ 81

我受伤后还能恢复正常吗？/ 82

83. 急性损伤后，我能完全康复吗？/ 83
84. 急性损伤会导致我的功能衰竭吗？/ 83
85. 急性损伤在哪些情况下容易让我发展为慢性肝炎？/ 84
86. 药物导致的慢性损伤是否会引发肝硬化？/ 84
87. 药物会诱发我患上自身免疫性肝炎吗？/ 85
88. 若药物使我的小胆管受损，会面临什么糟糕的情况？/ 86

我受伤后应如何配合医生随访？/ 87

89. 对于慢性损伤，应如何配合医生进行随访？/ 88
90. 对于急性损伤，应如何配合医生进行随访？/ 88

您是否有过错误用药经历？/ 90

91. 服药时能否用茶或果汁送服？/ 91
92. "头孢和酒一同服用后果严重"是真的吗，哪些药物会有类似反应？/ 91
93. 服用感冒药时，哪些不良习惯可能伤我？/ 92

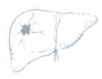

- 94. 感冒咳嗽时能否自行服用抗生素，应如何确保安全用药？/ 93
- 95. 西药和中草药可以一起用吗，需要注意什么？/ 94
- 96. 服用药物期间可以同时吃保健品吗？/ 95

如何养成合理用药习惯？/ 96

- 97. 服用多种药物时，避免药物伤我的关键要点有哪些？/ 97
- 98. 服用他汀类药物时，应该如何预防我受伤？/ 98
- 99. 服药前，应关注药品说明书的哪些重要信息？/ 99
- 100. 药物过期或储存不当还能使用吗，会不会带来额外风险？/ 99
- 101. 经常熬夜、应酬或饮酒较多，能否用护肝保健品预防我受伤？/ 100
- 102. 服药时，应如何自我监测以尽早发现潜在伤害？/ 101
- 103. 如果某种药物曾经导致我受伤，还能再次服用该药物吗？/ 102
- 104. 肝肾功能不全的患者，怎样做才能避免药物伤我？/ 103

如何治疗药物对我造成的伤害？/ 104

- 105. 若药物伤我，治疗措施有哪些？/ 105
- 106. 什么情况下，必须立即停用伤我的"凶手"药物？/ 105
- 107. 哪些情形需要采用激素治疗，能否避免使用？/ 106
- 108. 若转氨酶轻度升高，常用的护肝药物有哪些？/ 107
- 109. 若转氨酶显著升高，常用的一线护肝药物有哪些？/ 107
- 110. 若我受伤，可以治疗我的中草药有哪些？/ 108
- 111. 若碱性磷酸酶或γ-谷氨酰转肽酶升高，常用的护肝药物有哪些？/ 108
- 112. 如果我受伤较轻，能否自行购买非处方护肝药？/ 108
- 113. 多用几种护肝药物，是否恢复得更快？/ 110
- 114. 服用护肝药物能否降低我的受伤风险？/ 110
- 115. 如果患有乙型肝炎，是否需要进行预防性抗病毒治疗？/ 111
- 116. 一旦我出现功能衰竭，医生会采取哪些药物治疗措施？/ 112
- 117. 肝衰竭可以用人工肝治疗吗，人工肝治疗还适用于哪些情况？/ 113
- 118. 一旦出现肝衰竭，是否有必要进行肝移植？/ 114

抗结核药伤我的防治秘籍有哪些？/ 115

- 119. 哪些抗结核药更容易伤到我？/ 116
- 120. 抗结核药通常在什么时候会伤到我？/ 117
- 121. 抗结核药伤我后治疗效果好吗，是否会造成功能衰竭？/ 118

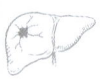

122. 开始进行抗结核治疗前需要做哪些检查？／118
123. 抗结核治疗期间，应该如何监测肝功能？／120
124. 抗结核治疗期间，哪些症状可以判断我可能受伤了？／121
125. 抗结核治疗期间，若出现肝功能异常，一定是抗结核药物导致的吗？／122
126. 抗结核治疗期间，若出现肝功能异常，需要主动和医生沟通哪些内容？／123

哪些信息能帮医生快速锁定"真凶"？／124

127. 抗结核治疗期间，若出现肝功能异常，如何调整用药方案？／125
128. 为了避免抗结核药伤我，什么情况下应该调整治疗方案？／126

防治抗肿瘤药伤我的秘籍有哪些？／128

129. 相较于其他药物，抗肿瘤药是否更易让我受到损伤？／129
130. 新型抗肿瘤药物能否减轻对我的伤害？／129
131. 哪些情形会使免疫检查点抑制剂伤我的风险增加？／130
132. 免疫检查点抑制剂引起的不良反应有哪些典型特征？／131
133. 免疫检查点抑制剂除了伤我，还可能损害哪些脏器？／132
134. 化疗药物导致的"蓝肝"和"黄肝"是什么？／132
135. 长期服用甲氨蝶呤致转氨酶反复小幅度上升，有无大碍？／133
136. 乳腺肿瘤患者在服用他莫昔芬期间，有患上脂肪肝的风险吗？／134
137. 抗肿瘤治疗前需要做哪些检查？／135
138. 抗肿瘤治疗期间应该如何监测肝功能？／135
139. 抗肿瘤治疗期间，转氨酶基本正常但碱性磷酸酶或γ-谷氨酰转肽酶升高，有无大碍？／136
140. 如果在抗肿瘤治疗期间我受到伤害，罪魁祸首必然是抗肿瘤药物吗？／137
141. 若近期做过腹部手术或介入治疗，会导致我受伤吗？／138
142. 肿瘤病情发展会导致我受伤吗？／138
143. 抗肿瘤治疗期间发现肝功能异常，应主动向医生反馈哪些信息？／139
144. 什么标准可以用于评估抗肿瘤药伤我的严重程度？／139
145. 若抗肿瘤药伤了我，仅靠停药就能恢复吗？／140
146. 若被免疫检查点抑制剂伤害，一定要用激素治疗吗？／141
147. 若激素治疗免疫检查点抑制剂所致伤害的效果欠佳，该如何应对？／141
148. 若抗肿瘤治疗期间发现肝功能异常，原有药物还能继续服用吗？／142
149. 因抗肿瘤药物受伤康复后，下一周期是否可以预防性使用护肝药物继续原方案治疗？／143
150. 若转氨酶轻度异常，是否就不能开始下一周期的治疗？／143

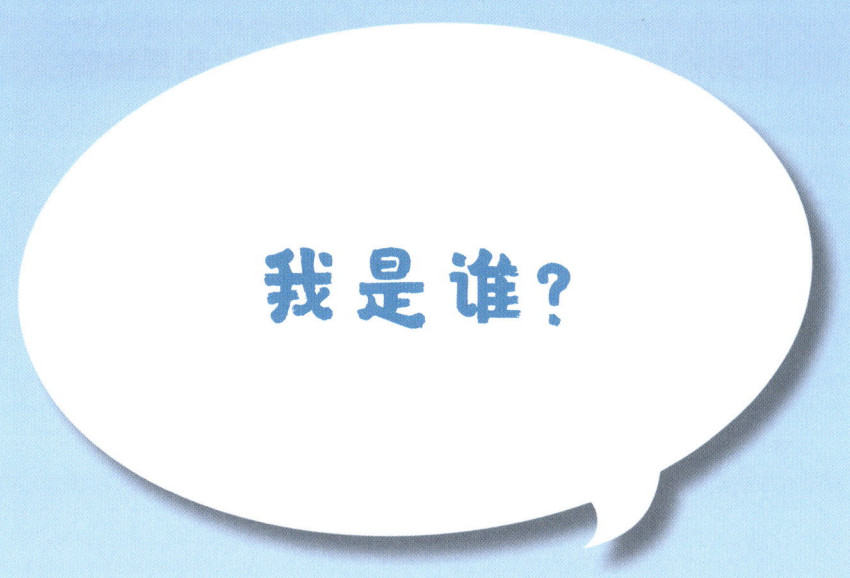

我是谁?

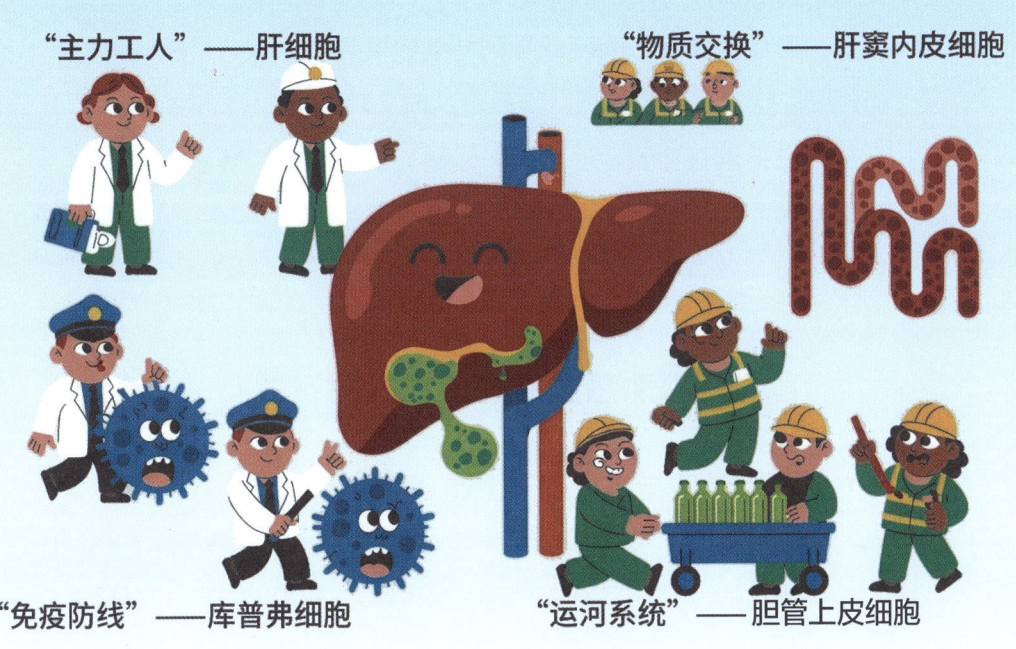

1 我被誉为"解毒工厂",您能猜出我是谁吗?

👑 您知道我是谁吗

我静默地安居于您的体内,隐匿在右上腹部,被右侧肋骨温柔环抱,正是藏身于这片肋骨庇护之下。得益于这层"天然铠甲",我得以安心守护您的健康。在我四周,栖息着众多重要的"邻居",包括胆囊、胃、十二指肠、结肠的右曲以及右侧肾脏等。我们齐心协力,共同维系您的生命。

👑 您了解我的职责吗

从我的别称中您就能略知一二,我被誉为"代谢中枢""合成工厂""解毒工厂""免疫先锋"等,由此可见,我的职责范围广泛,肩负着繁重的工作任务。

👑 我享有双重血供

大量工作需要血液协助输送,因此,我是您体内唯一享有双重血供的器官,我的血管网络堪称精妙绝伦。门静脉每日从肠道输送富含营养和潜在毒素的血液,而肝动脉则持续提供氧气和养分。这些血液最终通过肝静脉汇入下腔静脉,维系着这场 24 小时不间断的循环。

此刻,您是否已猜到我的身份?没错,我就是您的肝脏,默默奉献、全年无休,守护着您的健康与生命。

2 您熟悉我的家庭成员吗?

作为您体内最复杂的解毒工厂,我的家庭成员众多。

👑 肝细胞

占据我体积的 70%～80%,它们携带超过 2 000 种酶,负责糖类、脂类、蛋白质,以及酒精、药物等的代谢。此外,肝细胞还能生成胆汁酸,并通过紧密连接形成胆小管网络,精准地将胆汁导入胆道系统。

👑 胆管上皮细胞

驻守于各级胆管,构建起胆汁运输的"运河系统",维系胆汁流动及胆汁酸代谢的平衡。

👑 库普弗细胞

亦称"巨噬细胞",构筑起我的免疫防线。它们以每分钟过滤1.5升血液的高效能力,吞噬外来病原体,并清除体内衰老的红细胞及循环中的毒素。

👑 肝窦内皮细胞

不仅允许血浆与肝细胞直接进行物质交换,还能有效调控微环境。

仅此而已吗?当然不止。我的家庭成员还涵盖肝星状细胞、肝前体细胞(肝卵圆细胞)、自然杀伤细胞(NK细胞)等。这些细胞群体各尽其责,凭借精妙的分工,共同构筑起坚不可摧的生命防线。

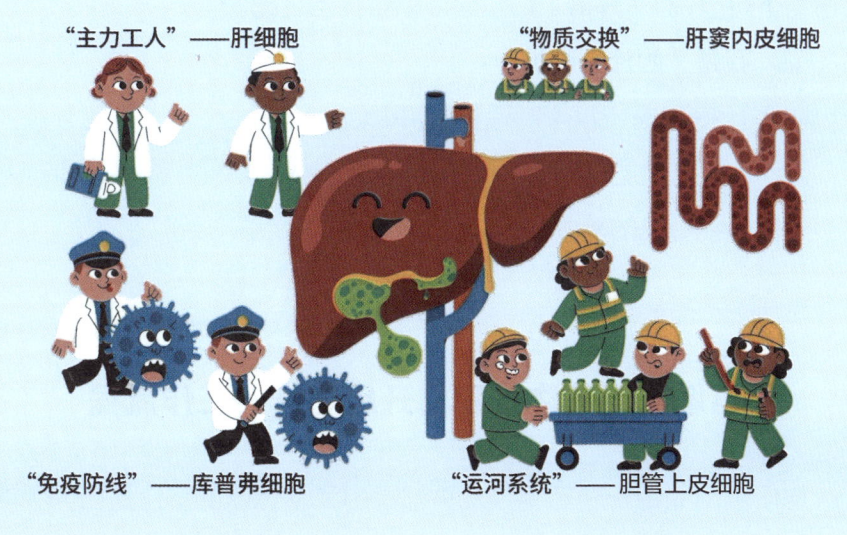

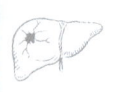

3 我是身兼多职的"工作狂",您是否好奇我具体从事哪些工作呢?

♛ 我是"代谢中枢"

我负责管理您体内的糖、脂肪和蛋白质代谢,全天24小时不间断地工作,将您三餐摄入的营养转化为身体所需的能量。此外,您体内的维生素、激素等代谢也由我掌控。因此,人们称我为"代谢中枢"。

♛ 我是"合成工厂"

我每天需要合成大量物质,是您体内唯一能够合成白蛋白和凝血因子的"工厂"。一些参与免疫反应的蛋白质,如补体系统蛋白(C3、C4)及急性期C反应蛋白(CRP)等,也都是我的"作品",这些蛋白质构成了您身体先天免疫的基础。因此,我还被誉为"合成工厂"和"免疫先锋"。

♛ 我是"解毒工厂"

同时,您摄入的每一滴酒、每一颗药,甚至不小心接触到的有毒物质,一旦进入您的身体,我也负责将其分解和代谢,竭尽全力帮助您解毒。可以说,"解毒工厂"这个称号我当之无愧。

♛ 我是"胆汁制造机"

对了,我还是"胆汁制造机",每天生产500~1 000毫升金黄色的胆汁,协助小肠消化脂肪。

这就是我每日的基本工作,您看,我是否足够辛劳呢?

4 当您服下药物,我将开启怎样的工作流程?

您所服用的每一粒药物,几乎都是由我来代谢的。这是因为我的体内拥有多种代谢药物所需的酶,其中最著名的便是细胞色素 P450 酶(CYP450)家族,它们占据了我所有代谢酶的 70% 以上。当您服药后,我体内的各类酶会协同运作,开始代谢药物。在这一过程中,我的身体将异常繁忙,需进行大量且复杂的化学反应。最终,代谢产物会通过胆汁排入肠道,随粪便排出,或经肾脏随尿液排出。

需要注意的是,尽管每个人体内都存在这些代谢酶,但由于遗传差异,每个人体内酶的数量和活性各不相同。

因此,即使是服用相同的药物,每个人的反应也会有所差异,这正是有些人用药后效果显著,而有些人则可能出现不良反应的重要原因之一。

伤我的"罪魁祸首"究竟有哪些？

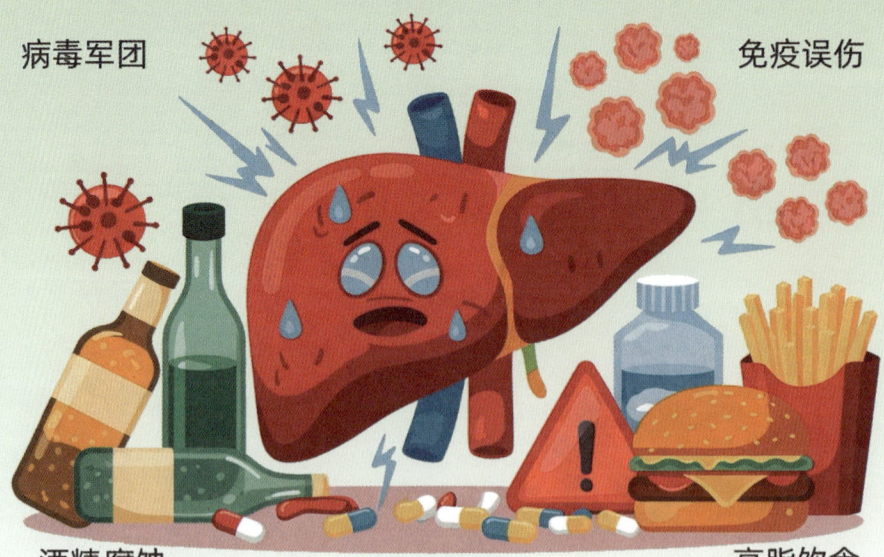

病毒军团　免疫误伤
酒精腐蚀　药物暴击　高脂饮食

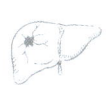

5 伤我的"元凶"究竟是谁❓

尽管我看似强悍,能够每日不间断地工作,24小时无休,但坦白地说,我其实非常容易受伤。

♛ 病毒军团

一旦感染了甲型、乙型、丙型和戊型肝炎病毒,我便会患上病毒性肝炎。

♛ 免疫误伤

当身体的免疫系统过度激活时,可能会误伤到我,导致自身免疫性肝炎、原发性胆汁性胆管炎等自身免疫性肝病的发生。

♛ 酒精腐蚀

短时间内大量饮酒引发的急性酒精中毒,会让我急性受伤;若每天摄入超过40克酒精(约2两白酒),并持续5年以上,我可能会患上酒精性肝病,甚至发展成酒精性肝硬化,届时恐为时已晚。

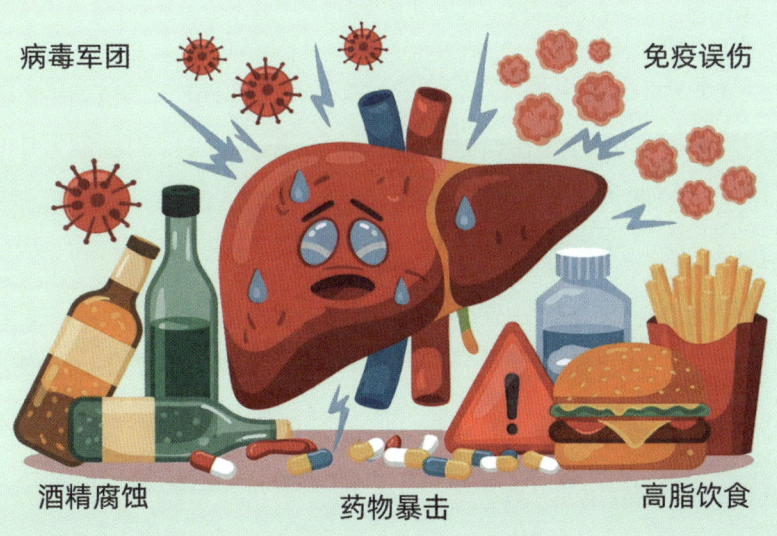

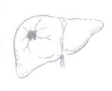

♛ 脂肪围城

不良的生活习惯，如多吃少动，是主要诱因。一旦我体内最主要的家庭成员——肝细胞中有5%以上出现脂肪沉积，脂肪肝便会悄然来袭。

♛ 药物暴击

安全用药意识淡薄，不合理用药习惯，是药物伤害我的重要原因之一，严重时甚至会导致我功能衰竭，无法维持日常基本工作，危及生命。

由此可见，酒精腐蚀、脂肪围城和药毒暴击对我的伤害，皆与不良的生活习惯和用药习惯密切相关，而这些伤害其实是可以通过改善日常生活习惯来避免的。

6 一旦我受伤，与我息息相关的家庭成员会有何反应？

当我受伤时，肝细胞首当其冲，大量肝细胞坏死，细胞膜破裂后，肝细胞内的酶（如谷丙转氨酶、谷草转氨酶等）会释放到血液中。此时，您的体检报告上会出现谷丙转氨酶、谷草转氨酶升高的现象——这是我受伤的"红灯警报"。

在受伤的同时，我会立即启动损伤后的再生和修复程序。新的肝细胞再生过程随即开始，与此同时，我的其他家庭成员，如库普弗细胞、肝前体细胞、自然杀伤细胞、肝星状细胞等，也会发生一系列显著变化，以完成损伤后的修复工作，确保我仍能维持每日的基本功能和运作。

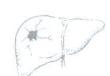

　　幸运的是，我的自我修复能力极强，堪称奇迹。每当病毒、酒精或药物等攻击因素突破防线，我的家庭成员便会通力合作，上演一场惊心动魄的修复大戏。我能否完全恢复，取决于自身的修复能力与攻击因素的博弈。如果攻击因素被有效阻断，且我的修复能力足够强大，我将能够完全恢复；反之，则可能导致功能衰竭，危及生命，或引发长期、慢性的损伤。

药物伤我的概率大吗？

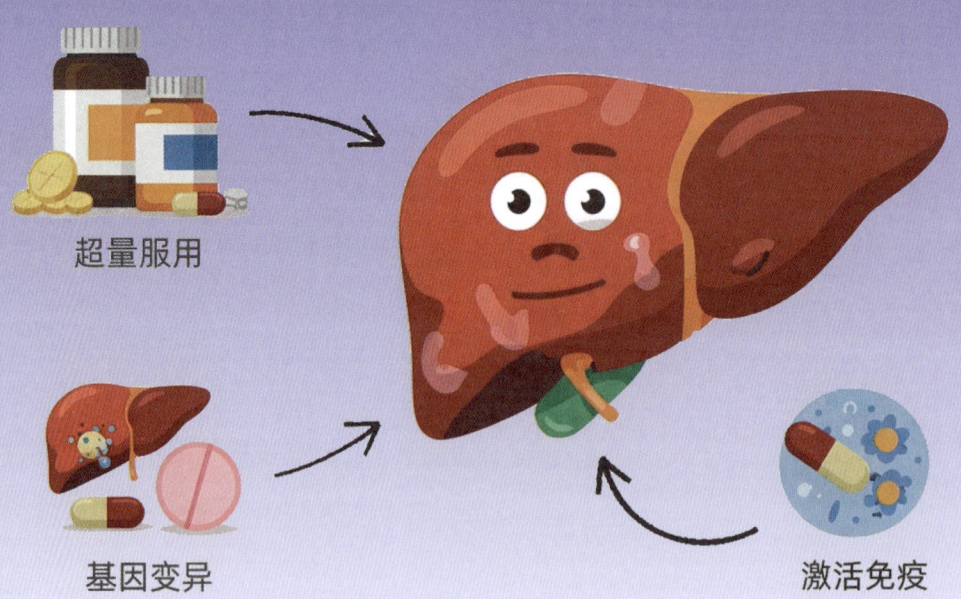

超量服用

基因变异

激活免疫

7 药物是否会成为伤害我的"幕后黑手"？

药物本是为了治病，这一点您必然清楚。然而，值得注意的是，在导致我受伤的众多因素中，药物和毒物的侵害占据了重要地位。因此，药物确实存在伤及我的风险。目前，已知至少有1 000种以上的药物可能对我造成伤害。其原因是这些药物本身，或经我代谢后产生的代谢产物，甚至药物的辅料、污染物、杂质等，都可能通过各种途径对我造成损伤。

故而，您在用药时务必多加留意，关心我的健康。需特别提醒的是，此处所指的药物包括所有处方和非处方药物，涵盖西药、中草药及保健品等。此外，一些化学或化工毒物同样会对我造成伤害，如染发剂、油漆等。

8 药物为何会伤我，为何别人说安全的药却伤了我？

欲知此答案，首先需明了药物是如何导致我受伤的。据我所知，药物对我造成伤害的方式主要包括以下三种。

♛ **第一种模式，与您所使用的药物密切相关**

这是因为某些药物或其代谢产物对我具有直接的毒性作用。您用药的剂量越高，我受到伤害的可能性就越大。因此，这种模式在专业领域被称为"固有型"。典型的代表药物就是您可能经常使用的感冒退烧药，因为这些药物中普遍含有对乙酰氨基酚，过量服用会对我造成伤害。由于这种模式与药物剂量直接相关，换言之，只要您在服用这

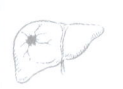

些药物时严格遵守规定的剂量,就不会对我造成伤害。

👑 第二种模式,与用药个体密切相关

有些药物对大多数人而言并不会造成伤害,但对少数人来说,使用相同药物却可能导致损伤。这种现象源于个体对药物反应的差异,主要由遗传因素引起的基因变异所致。这些少数人群对药物的代谢过程与其他人不同,或对药物成分存在过敏反应,这正是所谓的个体差异。在专业领域,这种模式被称作特异质型,用药后是否会造成伤害通常难以预测。因此,从这一角度出发,理论上任何药物(包括中草药、保健品等)都存在潜在的风险。

👑 第三种模式,既与您所使用的药物相关,也与用药者的个体情况密切相关

这是因为某些药物可能通过改变您原有的肝脏疾病(如乙型肝炎病毒再激活、脂肪肝加重等)或免疫状态(如诱发自身免疫性损伤),间接导致我受到损害。

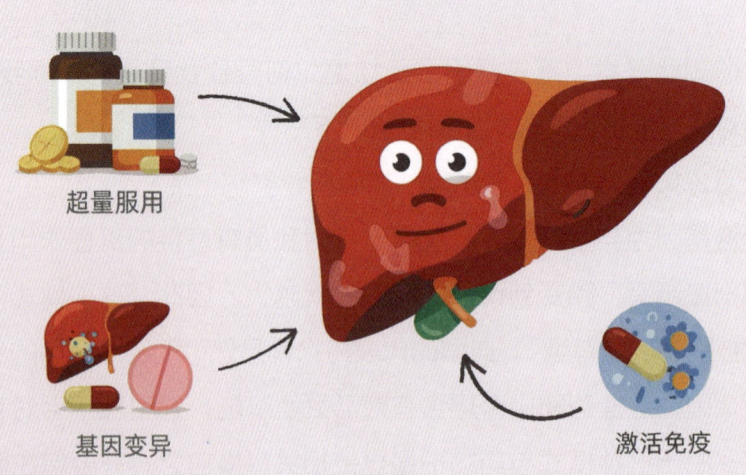

不是所有药物都会伤我 但个体差异和剂量决定风险

超量服用　　基因变异　　激活免疫

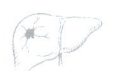

9 当您服用药物后,我遭受损伤的可能性有多大?

这需要根据不同人群来具体分析。在普通人群中,西方国家药物伤害的年发生率为(1~20)/10万人,而我国的年发生率至少为23.8/10万人,显著高于西方国家,居各国之首。这种差异可能与各国的处方习惯和用药习惯等因素有关。在住院人群中,药物伤害的概率更高,发生率为1%~6%。值得一提的是,如果因受伤就诊,最终确诊为药物伤害的比例为2%~20%。若接受抗结核药或抗肿瘤药治疗,药物伤害的风险将进一步增加。因此,药物伤害的概率在不同人群中有所差异,但一旦发生,对个体而言则是100%的概率。

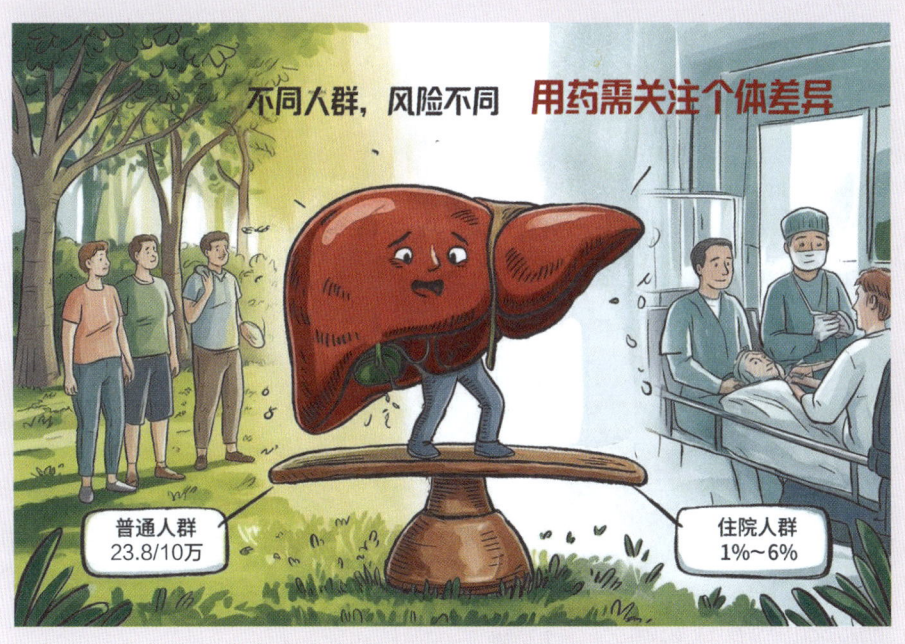

哪些情形会致药物伤我风险大幅增加？

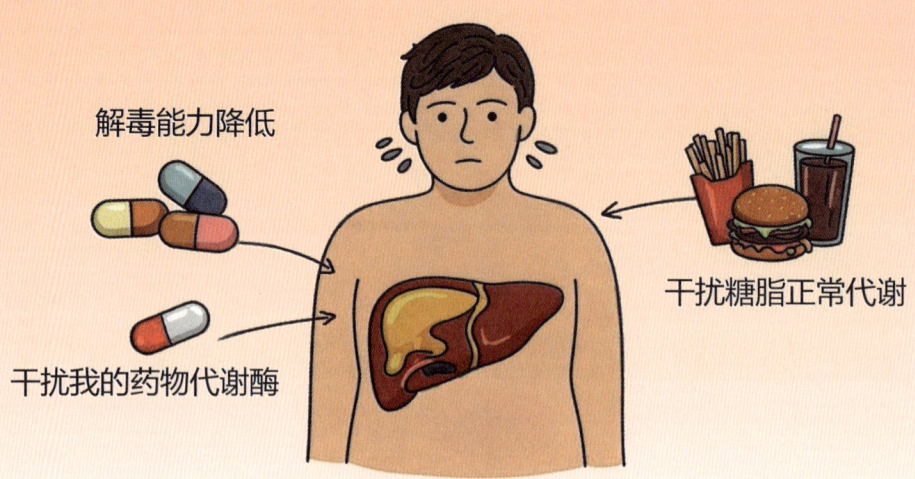

解毒能力降低

干扰我的药物代谢酶

干扰糖脂正常代谢

10 药物的哪些特性会增加我受伤的风险？

如果您所使用的药物具备以下特性，可能会更容易对我造成伤害。

♛ **大剂量**

每日用药量超过 100 毫克的药物。

♛ **高亲脂性**

易于溶解在脂肪中，却难以与水相溶的药物。

♛ **活性代谢产物**

经我代谢后能够产生活性代谢产物的药物。

用药前务必仔细查阅药品说明书记载的这些重要信息。

11 如果需要服用多种药物，我受伤的风险会增加吗？

的确，同时服用多种药物确实可能增加对我的伤害风险，原因在于"药物相互作用"。

♛ **药物相互作用**

有些药物共用同一种代谢酶进行代谢，这就可能导致不同药物在体内产生"竞争"，宛如两人争夺同一台机器。此外，某些药物（如抗癫痫药卡马西平、抗结核药利福平）会加速其他药物的分解过程，进而影响其疗效；而另一些药物则会减缓其他药物的分解速度，导致药物在体内过量积累，此时药物的不良反应可能随之显现。这正是专业术语中所指的"药物相互作用"。

♛ **"1+1 > 2"**

"1+1 > 2"的伤害现象屡见不鲜。例如，抗癫痫药物丙戊酸钠与

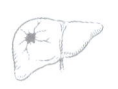

卡马西平联用，将显著提升对我的伤害风险；在治疗结核病时，利福平与异烟肼联用相较于单独服用，更易对我造成伤害。

12 基因、年龄、性别等会影响药物对我的伤害吗？

👑 遗传易感性

同样的药物，有的人使用后会出现不良反应，而我却安然无恙。其中一个关键原因可能与个体基因突变或变异有关。例如，我体内负责代谢药物的CYP450酶、人类白细胞抗原（HLA）基因多态性、蛋白酪氨酸磷酸酶非受体型22（PTPN22）基因变异等，这些因素导致我在某些人体内对特定药物的代谢或敏感性与其他健康人群存在差异，进而引发不良反应。医学上将这种关联性称为遗传易感性，这也是用药后出现个体差异的重要成因。

👑 老年人用药风险

老年人由于常伴有多种慢性疾病，需频繁服用多种药物，因此不同药物在体内相互作用的概率会上升，这在一定程度上加剧了药物对身体造成伤害的风险。需要注意的是，并非所有药物都会增加老年人的风险，但对于某些特定药物（如异烟肼、阿莫西林-克拉维酸钾、呋喃妥因等），老年人使用后受伤的风险确实会提高。

👑 女性用药风险

同样，女性的肝脏并非对所有药物都会增加受伤风险，但对于某些特定药物（如米诺环素和呋喃妥因），受伤风险可能会升高。此外，需要特别注意的是，在受伤的同时，我可能还会出现自身抗体阳性反应，类似于自身免疫性肝炎的症状。

13 肥胖或糖尿病是否会使药物伤我的风险升高？

肥胖和糖尿病常被贴上"代谢综合征"的标签，这类人群往往伴有脂肪肝。没错，脂肪在我体内堆积，外表看起来仿佛覆盖了一层厚厚的黄色油脂。这标志着我的代谢功能已出现紊乱。在此情况下，一方面，肥胖和糖尿病引发的胰岛素抵抗会干扰我对糖分和脂肪的正常代谢，进而产生大量"破坏分子"——自由基；另一方面，部分代谢药物所需的酶活性可能异常，谷胱甘肽等"抗毒物质"的储备也会减少。

因此，肥胖和糖尿病患者用药后，我的解毒能力可能会下降，此时的我犹如一座超负荷运转的"解毒工厂"。当然，并非所有药物都会增加肥胖和糖尿病患者对我的伤害风险，但对于某些特定药物，如对乙酰氨基酚、甲氨蝶呤、曲格列酮、他莫昔芬等，我受伤的风险确实会上升。

肥胖和糖尿病可增加某些药伤我的风险哦！

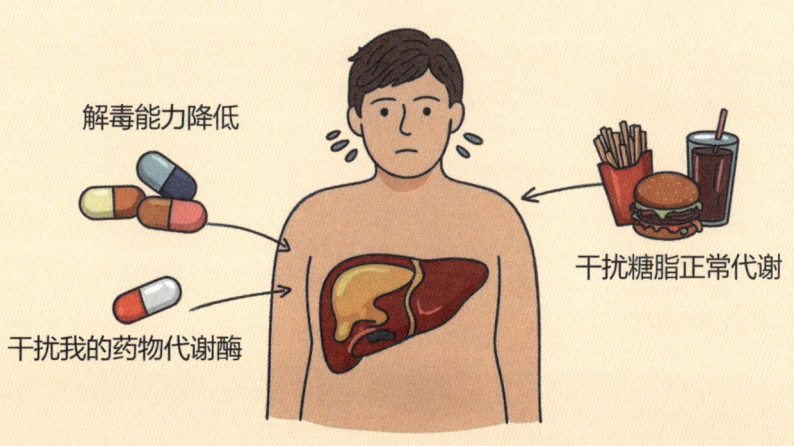

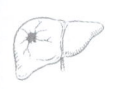

14 对于过敏体质的人，药物伤我的风险会更高吗？

您需要了解，过敏体质的人群，其免疫系统较为敏感。一旦接触到特定的药物或物质，免疫细胞便会受到刺激，导致免疫系统过度反应，对我发起错误的攻击，进而可能"误伤友军"，损害我的健康。这种反应通常与药物剂量无关，主要由遗传因素决定。即使服用常规剂量的药物，也可能对我造成严重伤害。

需要特别强调的是，过敏体质的人通常只对某一特定药物或物质过敏，而对其他药物或物质可能并无反应。因此，过敏体质者在用药时，务必告知医生自己对哪些药物过敏，以避免再次用药时触发免疫系统的"误伤模式"。

15 妊娠时若服药，我会有较大受伤风险吗？

孕妇通常很少使用药物，因此，药物对我造成伤害的概率总体上较低。四环素是目前已知唯一在妊娠期可能对我产生伤害的药物。

尽管整体风险不高，但我仍需提醒您，妊娠本身对我有一定影响，有时可能会增加药物伤害的风险。

- 在孕期，我体内某些药物代谢酶的活性可能会因激素水平的变化而受到影响，进而导致某些药物的代谢速率发生改变，这或许会提升药物或其代谢产物在体内的蓄积风险。
- 在孕期，我的血流量比例可能会相对降低，这可能会减缓药物的清除速率，进而增加我的身体负担。

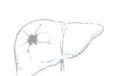

- 在孕期，我的胆汁酸合成与排泄功能可能会受到干扰，一旦遭遇药物侵害，可能引发协同效应。

因此，对于健康孕妇而言，应尽量避免不必要的用药！即便确需用药，短期规范用药所带来的风险也相对可控，应优先选择妊娠安全性高且伤害风险较低的药物。

16 频繁饮酒是否会伤到我？

酒精堪称我的"头号克星"！

- 饮酒后，乙醇在体内经过一系列酶的代谢作用，主要转化为乙醛。若乙醛未能及时被代谢排出，将会对人体产生强烈的毒性，直接造成伤害。

- 此外，在酒精代谢过程中，还会产生活性氧，这些活性氧会破坏我的细胞膜和功能，同时激活免疫细胞，引发炎症反应，从而进一步加剧损伤。

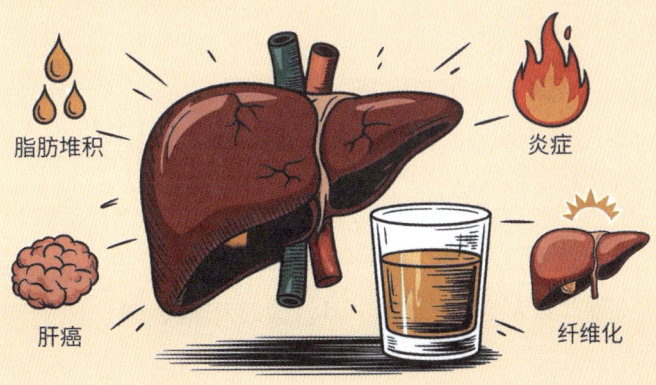

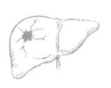

- 长期饮酒可能引发我出现多种病变，包括脂肪堆积、炎症、纤维化/硬化、功能衰竭甚至癌变。
- 然而，酒精对我的损害表现出显著的个体差异性：对于携带特定基因缺陷的人群，乙醛代谢能力较弱，即使是少量饮酒也可能引发损害；而对于代谢能力较强者，风险则相对较低。

需注意的是，酒精对我的损伤程度与饮酒量、时长及个体因素密切相关。

17 经常在应酬中饮酒，是否会使药物伤我的风险升高？

酒精通过多种机制或途径显著增加药物对我造成的伤害风险。

- 长期饮酒会诱导我体内某些酶的活性增强，即便酒精已被清除，这种诱导效应仍可能持续存在。这些酶不仅参与乙醇的代谢，还涉及多种药物的代谢过程。因此，长期饮酒可能会干扰我对某些药物的代谢，进而对我造成潜在损伤。
- 不仅如此，酒精与某些药物还可能通过协同叠加机制对我造成严重伤害。
- 此外，长期饮酒可能会破坏肠道屏障功能，导致体内毒素进入门静脉循环，激活免疫细胞并释放促炎因子。这种炎症环境可能会加剧某些药物对我的毒性效应。

尽管并非所有药物的风险都会因此上升，但对于某些特定药物，如对乙酰氨基酚、异烟肼、甲氨蝶呤和氟烷等，风险可能会大幅提升。

18 如果我已有慢性乙型肝炎、酒精性肝病、肝硬化、脂肪肝等损伤，药物会进一步增加我的受伤风险吗❓

若我之前已受伤，这表明我一直在带病工作。若您使用药物，我的"解毒工厂"对某些药物的代谢效率可能会降低，从而增加某些药物或其毒性代谢产物在体内的蓄积风险，进一步加剧对我的伤害，尤其是在我已出现硬化的情况下。

此外，慢性肝病本身也会通过多种途径提升药物对我的伤害风险。例如，脂肪肝、慢性肝炎等疾病会使我处于氧化应激和炎症状态，使我对药物毒性更为敏感；又如，慢性乙型肝炎或自身免疫性肝病可能存在免疫系统紊乱，这会增强某些药物通过刺激免疫系统对我造成的伤害。

因此，若我原本已有伤患，尤其在硬化状态下，遭遇某些特定药物时，可能会提升受伤的风险。此外，需特别注意的是，在已有肝病的基础上，若再遭遇一次急性药物伤害事件，重症化及死亡的风险将显著增加。鉴于此，针对这类人群，用药必须极为谨慎，用药前需进行严格的评估。

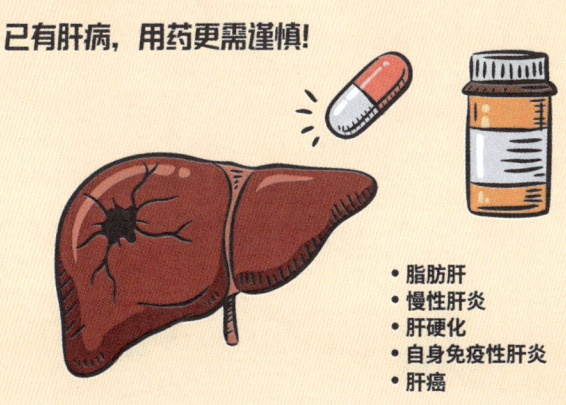

已有肝病，用药更需谨慎！
- 脂肪肝
- 慢性肝炎
- 肝硬化
- 自身免疫性肝炎
- 肝癌

哪些药物是伤我的潜在"杀手"?

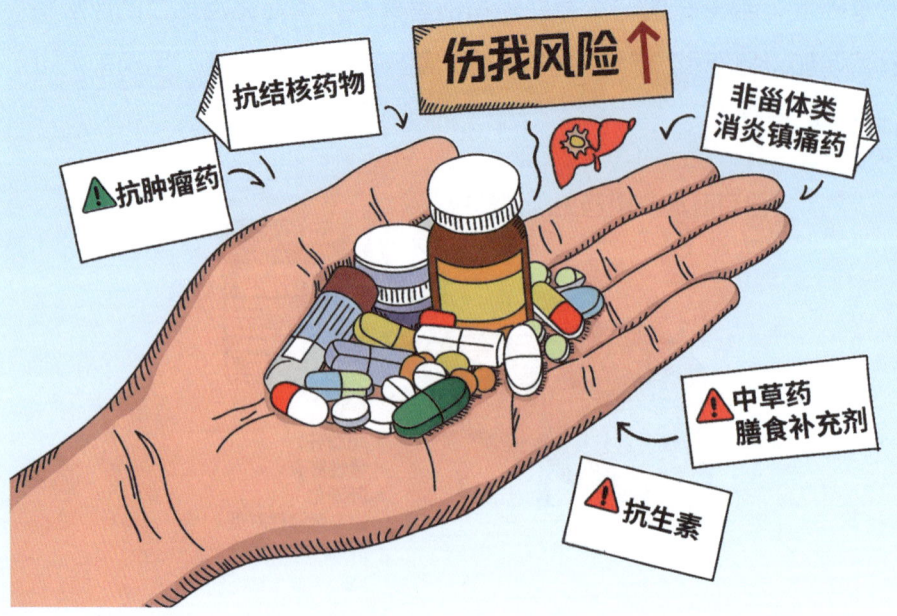

19 哪些药物最易让我受伤？

在不同的国家和地区，导致我受伤的最常见药物种类有所差异。

- 在我国，西药中的抗结核药物、抗肿瘤药物、免疫调节剂、抗感染药物（包括抗生素和抗真菌药物）、精神系统疾病治疗药物、激素类药物（如口服避孕药）、免疫抑制剂、心脑血管治疗药物、消化系统治疗药物以及呼吸系统治疗药物等，是最易引发我受伤的药物，占 70%～80%。其余 20%～30% 则由传统中草药或膳食补充剂构成。
- 在欧美国家，抗生素和非甾体抗炎药是导致我受伤的主要药物。值得一提的是，近年来中草药和膳食补充剂引发我受伤的案例在欧美国家迅速增加，因此在服用保健品时需格外谨慎。

20 查找药物伤我信息的有效途径有哪些？

目前已知至少有 1 000 种药物可能对我造成伤害，您可以通过以下途径获取相关信息。

阅读药品说明书

药品说明书中的【不良反应】、【禁忌证】和【注意事项】等会详细标注相关信息。

查询权威专业网站

例如，美国 LiverTox 网站（https://livertox.nih.gov）、中国 Hepatox 网站（http://www.hepatox.org）、中国国家药品不良反应监测中心等。

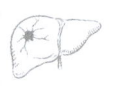

> 👑 **咨询专业医生及临床药师**
> 对于长期服药、存在肝病或需联用多种药物的情况，建议主动咨询医生及临床药师等专业人士。

21 为何只是吃了几粒感冒药，我却受伤了？

感冒药中的对乙酰氨基酚虽然安全且有效，但若使用不当，却可能对我造成伤害，严重情况下甚至会导致我功能衰竭，危及生命。

- 在欧美国家，导致我功能衰竭的患者中，尤其是急性肝衰竭案例，超过 50% 是由于过量服用对乙酰氨基酚引起的。
- 我国几乎每年都会出现因感冒药引发的肝功能衰竭的媒体报道。
- 若单日摄入量超过 4 克，或同时服用多种含有此成分的感冒药（如白加黑 + 泰诺），再加上服药期间饮酒，受伤的风险将显著提升。

请务必铭记，严格遵循说明书规定的剂量服用，24 小时内切勿超量使用含有对乙酰氨基酚的感冒药，同时避免重复用药及在服药期间饮酒。

22 频繁服用止痛药，会对我造成伤害吗？

非甾体抗炎药是极易对我造成伤害的药物之一。例如，对乙酰氨基酚（如泰诺）、布洛芬（如芬必得）、双氯芬酸（如扶他林）、萘普生、吲哚美辛等均可能引发我的损伤。儿童在病毒感染后使用阿司匹林，可能会诱发瑞氏综合征（Reye 综合征），严重威胁生命安全。请务必牢记，严格按说明书推荐剂量服用，避免重复用药及服药期间饮酒，肝病患者和老年人应在医生指导下使用，长期服用止痛药者需定期监测肝功能。

23 抗生素也会伤到我吗？

确实，某些抗生素可能会对我造成伤害。

👑 青霉素类

如阿莫西林克拉维酸钾，这是欧美国家中对我造成主要伤害的药物。它能引发我轻微的胆管损伤、炎症，以及胆汁排泄不畅，专业术语称为胆汁淤积型肝炎。在实验室检查报告单上，碱性磷酸酶（ALP）和 γ-谷氨酰转肽酶（GGT）的数值会显著升高。严重时，患者还可能出现黄疸、皮肤瘙痒、大便颜色变浅等症状。

👑 头孢类

如头孢哌酮、头孢曲松、头孢氨苄等，虽然对我造成的总体不良反应发生率较低，但部分药物可能引发我主要家庭成员——肝细胞的损伤和炎症，这在医学上被称为肝细胞损伤型肝炎。在实验室检查单中，通常会观察到谷丙转氨酶（ALT）和谷草转氨酶（AST）的显著升高。

👑 大环内酯类

如阿奇霉素、克拉霉素，可能引发胆汁淤积型肝炎。

👑 抗结核药物

如异烟肼、利福平，其伤肝风险较高，主要导致肝细胞损伤型肝炎。

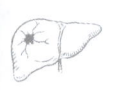

> ♛ **喹诺酮类**
>
> 如左氧氟沙星，可能引发肝细胞损伤型肝炎。
>
> ♛ **磺胺类**
>
> 如复方磺胺甲噁唑，可能会引发肝细胞损伤型肝炎或混合型肝炎。
>
> ♛ **抗真菌药**
>
> 如两性霉素、灰黄霉素及唑类抗真菌药物，均有可能导致转氨酶水平升高。

24 抗结核药物伤我风险能否提前预知？

抗结核药物无疑是我的"克星"，然而并非人人都会受其影响。能否提前预知风险？答案自然是肯定的！

正如有些人天生酒量不佳，我的体质也因人而异。

- 如果您本身患有乙型肝炎、脂肪肝或酒精肝，我的防御能力便会相对减弱。

- 若您年岁已高（尤其是超过 60 岁），我的代谢速率也会随之减缓。

- 部分人的基因如同"说明书"存在缺陷，如携带 *NAT2* 或 *CYP2E1* 基因突变，这会导致我在分解药物时更容易出现"卡壳"现象。

医生在治疗前会仔细查阅您的体检报告，排查是否存在肝炎病毒、肝功能异常等"隐患"。尽管无法 100% 预测风险，但通过这些提前检查，就如同为我穿上了"防弹衣"，大大提升了安全系数！

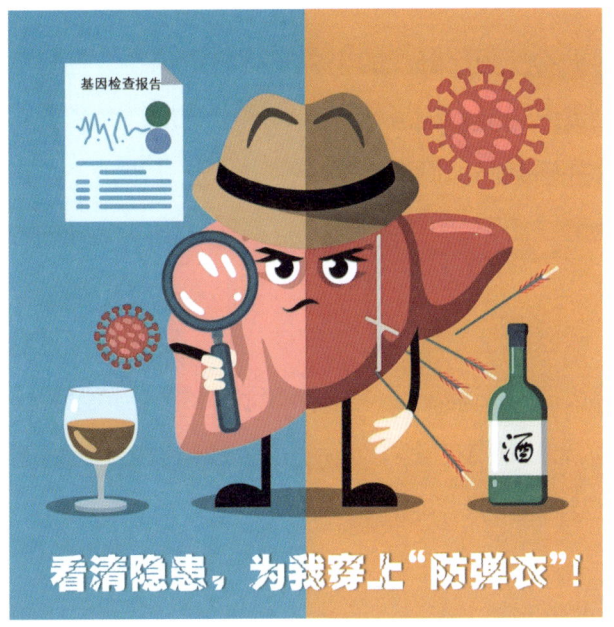

看清隐患，为我穿上"防弹衣"！

25 抗病毒药物会伤我吗？

抗病毒药物在某些情况下也可能对我产生不良影响。

• 在新冠病毒流行期间，部分人群在使用新冠病毒治疗药物奈玛特韦/利托那韦（Paxlovid）后出现了肝功能受损的情况，尤其是在高龄（>65岁）、肥胖（BMI>30 kg/m²）及慢性肝病患者等群体中，肝功能受损的风险可能更高。这是因为利托那韦能够抑制肝脏代谢酶——CYP3A4，导致药物在体内蓄积，进而对肝脏造成伤害；而奈玛特韦则可能通过激活免疫系统而引发肝功能受损。

• 部分用于预防和治疗艾滋病的抗病毒药物可能会对我造成伤害，例如依法韦仑、地瑞那韦、奈非那韦、司他夫定、阿巴卡韦、齐多夫定等，均名列其中。特别提醒，对于艾滋病合并乙型肝炎或丙型肝炎的患者，使用这些抗病毒药物时，我受到伤害的风险可能会更高。此

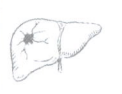

外，某些用于治疗丙型肝炎的小分子抗病毒药物，在与其他药物同时服用时，在我体内发生相互作用的概率会增加。尤其是对于已经出现肝硬化或合并感染乙型肝炎病毒的患者，这些小分子抗肝炎病毒药物更容易对我造成伤害。没错，您没有看错，治疗肝病的药物也可能对我构成威胁。

- 令人欣慰的是，用于治疗疱疹、水痘及带状疱疹病毒的阿昔洛韦，治疗带状疱疹和单纯疱疹病毒的泛昔洛韦，以及用于治疗和预防A型和B型流感病毒的奥司他韦等抗病毒药物，与我的身体颇为兼容，极少引发严重的副作用。

26 抗真菌药物会伤我吗？

一些常用的抗真菌药物，如酮康唑、氟康唑、伊曲康唑和伏立康唑等，均可能对我造成伤害，并且已有报道指出，这些药物曾导致个别患者死亡。

♛ 酮康唑
酮康唑可能会损害我的肝细胞，受伤后的症状类似于急性肝炎发作，严重时甚至可能导致肝功能衰竭，引发急性肝衰竭。

♛ 伊曲康唑
在亚洲人群中，服用伊曲康唑的风险是欧美人群的3倍，因此用药期间需每月监测肝功能。特别提醒，使用伊曲康唑时，务必避免与葡萄柚汁同服！

♛ 伏立康唑
伏立康唑易导致我的"下水道"不畅（确切地说，是胆汁淤积型肝炎），典型症状包括瘙痒、碱性磷酸酶升高等。

👑 特比萘芬

特比萘芬所造成的损伤极为罕见且特殊，甚至可能危及生命，医学上称为肉芽肿性肝炎，这是一种必须通过肝脏穿刺才能确诊的疾病类型。

最后，需要特别提醒您，抗真菌药物若与免疫抑制剂（如环孢素）联合使用，可能导致伤我风险增加5～10倍。

27 他汀类药物容易伤我，还能用吗？

大家在服用降脂药物，特别是他汀类药物时，常常会担心自身会受到伤害。然而，在大多数情况下，这类药物是安全的。在数以百万乃至千万计的已服用他汀类药物的人群中，因他汀类药物导致严重伤害的发生率不足1%，而受伤后引发功能衰竭的概率更是低至百万分之一。因此，综合其显著降低心脑血管事件风险的益处，其总体安全性仍是可接受的。

所有他汀类药物均可能导致我的转氨酶水平轻微波动，这种情况通常出现在用药的前3～6个月。这些波动大多是暂时的且无症状，即使继续用药，也可能自行恢复正常，无须调整剂量。此外，尽管发生率极低，但阿托伐他汀和辛伐他汀确实存在更多的"肝脏不良反应记录"。相比之下，普伐他汀、匹伐他汀和瑞舒伐他汀的记录较少。肝损伤类型主要为肝细胞型，亦可见胆汁淤积型肝炎，部分病例还表现出自身免疫特征。值得注意的是，肝损伤的潜伏期波动较大，部分患者可能超过6个月甚至数年。

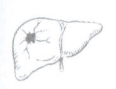

28 其他血脂调节药物会伤我吗？

其他常用的血脂调节药物也可能对我产生影响，请留意以下信息。

♛ 非诺贝特

非诺贝特对我总体较为友好，仅有3%～5%用药者可能引发转氨酶升高，超过正常值上限3倍，这类预警通常短暂且无明显不适。然而，仍需警惕以下罕见的不良反应。

- 急性肝炎，通常在用药初期（数周至数月内）较为常见，患者可能伴随发热、皮疹等症状。

- 慢性肝炎，通常在用药超过6个月甚至数年后出现，部分患者可能表现出自身免疫特征，如自身抗体阳性，长期发展可能导致肝脏纤维化或硬化。

- 胆管消失，是一种极为罕见的情况，部分患者可能会遭遇，进而导致严重的胆汁淤积，出现黄疸、皮肤瘙痒等典型症状。

♛ 依折麦布

依折麦布单独使用或与其他降脂药物联合应用时，仅0.5%～1.5%的概率会导致我的转氨酶暂时性升高，且通常无明显症状。在极少数情况下（尤其是与他汀类药物联合使用时），可能在用药2～10个月后引发严重警示，如类似自身免疫性肝炎的反应，甚至急性肝衰竭。然而，这些严重不良反应与依折麦布之间的确切关联尚未得到充分证实。

♛ 依洛尤单抗

依洛尤单抗与我关系较为友好，这类药物引发肝功能异常的风险极低，目前尚未发现直接损害我的可靠证据。

♛ Omega-3

Omega-3安全性较高，仅有极少数人群可能出现短暂的转氨酶升高现象。

♔ 血脂康和脂必妥

血脂康和脂必妥的主要成分中包含天然复合他汀（如洛伐他汀），在常规剂量下与我协同作用良好，展现出稳定的安全性记录，然而长期或大剂量使用可能增加对我造成伤害的风险。

29 抗高血压药物对我有影响吗？

总体而言，高血压药物的伤肝风险相对较低，但在使用过程中仍需密切监测。以下几类常用抗高血压药物会对我产生影响。

♔ 血管紧张素转化酶抑制剂

- 卡托普利：遇见它时，我或许会遭受胆汁淤积的困扰，这种情况通常在用药1～8周内出现。
- 依那普利：看似温和，然而它可能在数月乃至数年后引发我发生胆汁淤积。
- 赖诺普利：最常引发肝细胞损伤，甚至曾出现致命案例。
- 贝那普利和福辛普利：这两种药物偶尔会让我感到不适，导致胆汁淤积，通常在用药数月后出现这种情况。
- 喹那普利、培哚普利、莫西普利及特拉普利：对我影响甚微，迄今为止未曾带来任何显著困扰。

♔ 钙离子通道阻滞剂

钙离子通道阻滞剂总体对我较为友好，偶尔会导致转氨酶轻度且短暂升高。维拉帕米、地尔硫䓬、氨氯地平和硝苯地平是使用最广泛的药物，尽管与我产生冲突的概率略高，但引发急性肝衰竭的情况极

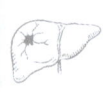

为罕见。若对我造成损伤而需更换药物时,需特别留意,同类的其他钙离子通道阻滞剂药物可能也会对我产生类似的刺激。

👑 β受体阻滞剂

- 拉贝洛尔:存在8%的风险导致我转氨酶水平升高,这种情况通常短暂且无症状,但在极端情况下可能引发严重后果——已有几例急性肝衰竭甚至死亡的案例报道,尤其是在延迟停药或重新用药的情况下。

- 美托洛尔:对我的影响相对温和,偶尔会引起转氨酶轻度至中度波动,及时停药即可迅速恢复,但少数情况下可能导致急性肝衰竭。

- 比索洛尔:截至目前,尚未发现其对我造成实质性伤害的记录。

👑 血管紧张素Ⅱ受体拮抗剂

常用的血管紧张素Ⅱ受体拮抗剂包括洛沙坦、缬沙坦、厄贝沙坦、替米沙坦等,总体而言对我较为友好。在长期治疗过程中,转氨酶轻微波动的发生率仅为0.2%~2%,很少需要调整剂量或停药。在极少数情况下(尤其是用药1~8周内),可能会引发胆汁淤积型肝炎,但通常在停药后身体能够自我修复。

👑 利尿剂

利尿剂主要包括呋塞米和氢氯噻嗪,这两者基本不会给我带来麻烦。

30 糖尿病治疗药物会对我产生影响吗?

某些糖尿病药物可能会对我造成伤害。在控糖战役中,曾有一款被誉为"降糖先锋"的曲格列酮,一度所向披靡。然而,它在降糖的同时,却严重损害了我的健康,甚至导致部分患者死亡。最终,美国食品药品管理局将其"革职",勒令其撤出市场。

目前使用的各类降糖药物可能对我产生一定影响，但总体上较为罕见。

👑 格列齐特

格列齐特需前往我的"拆解车间"进行代谢，大多数情况下我们合作顺畅，但偶尔也会出现些许摩擦，此时可能会引发皮疹、发热等过敏症状，以及转氨酶、胆红素水平的升高。

👑 瑞格列奈

部分糖友在用瑞格列奈 2～8 周后，可能会因胆汁排泄受阻而出现皮肤黄染和瘙痒，这些"小不适"都是暂时性的——只要及时停药，1～2 个月内我的"生产线"即可恢复正常。

👑 西格列汀和利拉鲁肽

西格列汀和利拉鲁肽是温和派选手，即便偶尔导致肝酶异常，只需及时撤岗，我也能迅速完全恢复。

👑 阿卡波糖

阿卡波糖总体而言较为温和，但医疗档案中记录了数例用药后引发严重黄疸的情况，甚至有个别案例出现系统崩溃的极端反应，因此在用药期间仍需密切关注我的状况。

👑 二甲双胍

二甲双胍极少导致肝酶"信号灯异常"，只需及时按下暂停键，我便能迅速恢复。

👑 胰岛素

胰岛素在常规治疗剂量下，我并不会受到伤害。只有在极为罕见的情况下，例如长期血糖失控的 1 型糖尿病患者体内，胰岛素可能会引发糖原贮积症，此时我会如同被吹起的气球般迅速膨胀，并伴随疼痛和转氨酶水平升高。此时，只需及时调控血糖，膨胀的我便能迅速

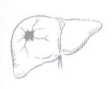

"消肿",且不会留下任何后遗症(如纤维化或肝硬化)。

因此,无须因担忧我受伤而畏惧使用这些药物,然而在用药期间,仍需密切关注肝功能状况,一旦发现异常,应立即依据我的功能状态调整用药方案。

31 甲亢治疗药物会伤我吗？

甲巯咪唑和丙硫氧嘧啶是治疗甲亢最常用的硫脲类药物。那么,它们是否会对身体造成伤害呢？

我们先来看一个案例:38岁的陈女士最近在内分泌科被诊断为"甲状腺功能亢进症(简称'甲亢')"。在连续服用甲巯咪唑半年后,她出现了乏力和尿黄的症状,最终被确诊为"急性药物性肝衰竭",并入院接受抢救。

因此,您瞧,甲亢治疗药物确实会对我造成伤害,有时甚至相当严重。实话告诉您,丙硫氧嘧啶相较于甲巯咪唑,伤及我的可能性不仅更高,且程度更为严重。特别是女性、高龄者、嗜酒人士、同时服用多种药物的患者,以及患有慢性疾病尤其是慢性肝病史的人群,这部分人服用治疗甲亢的药物时更需格外小心,因为他们更容易对我造成伤害。

为避免甲亢治疗药物对身体造成伤害,国家药物不良反应白皮书特别指出,对于服用甲巯咪唑和丙硫氧嘧啶的患者,用药前务必检查肝功能指标,用药后则需定期进行监测。具体监测频率为服药后的第2周和第4周,以及之后的每3个月。若在监测过程中出现"黄灯预警"症状(如乏力、食欲减退等),应立即就医,切勿等到出现"红灯警报"症状(如皮肤及尿色变黄时),才匆忙前往医院就诊,错过了最佳治疗时机。

32 抗肿瘤化学治疗药物会伤我吗❓

确实,抗肿瘤化学治疗药物堪称令我受损的传统"主力军"!这种情况多见于多线化学治疗、用药剂量偏大、年龄偏高、重度营养不良、有酗酒史、肝转移患者及合并其他肝脏基础疾病者,以及同时使用多种药物等情形。

化学治疗药物中的许多成分能导致我不同类型的损伤。

- 异环磷酰胺、阿霉素、紫杉醇、顺铂、吉西他滨、伊马替尼、卡莫司汀及大剂量甲氨蝶呤等药物,往往会引发我肝细胞严重受损。

- 氟尿嘧啶、卡培他滨、伊立替康、吡柔比星等药物,常会导致我的胆管细胞受损,进而引发"下水道"堵塞,造成胆汁淤积。

- 多西他赛、奥沙利铂、阿糖胞苷等药物,不仅可能对我的肝细胞造成损伤,还可能对我的胆管细胞产生危害。

33 抗肿瘤内分泌治疗药物会伤我吗❓

在一些肿瘤的治疗过程中,如乳腺癌和前列腺癌,内分泌治疗通过调节激素水平来抑制肿瘤生长,已成为这些肿瘤治疗的重要组成部分。然而,需特别注意的是,部分内分泌治疗药物可能对我造成伤害。

- 乳腺癌内分泌治疗药物中的他莫昔芬可能会导致我体内脂肪增加。

- 在前列腺癌的治疗过程中,使用的阿比特龙和比卡鲁胺可能会对我造成损伤,具体表现为肝酶水平异常升高。

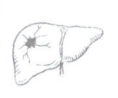

- 其他内分泌治疗药物，如芳香化酶抑制剂（AI）和促性腺激素释放激素类似物（GnRH类似物），对我造成的潜在伤害风险相对较低，然而长期使用仍需严格监测。

34 抗肿瘤靶向治疗药物会伤我吗？

抗肿瘤的靶向药物确实可能对我造成伤害，如舒尼替尼、拉帕替尼、帕唑帕尼、瑞戈非尼、普纳替尼、培西达替尼和艾德拉尼，这七种药物在美国食品药品监督管理局批准的说明书中均添加了"黑框警告"，明确提示它们对我造成的风险较高。

需要注意的是，不同靶向药物对我的伤害风险各异，如在各类小分子靶向药物如酪氨酸激酶抑制剂（TKI）中，有些药物风险较低，而有些药物则风险较高，总体上对我的伤害发生率为5%～55%。

35 哪些患者使用抗肿瘤免疫治疗药物后更容易让我受伤？

目前批准使用的免疫检查点抑制剂种类繁多，包括纳武利尤单抗、帕博利珠单抗等，广泛应用于各类血液或实体肿瘤的治疗。然而，这些药物可能对我造成损伤，如引发免疫性肝炎、免疫性胆管炎等。其损伤机制尤为特殊，通常是由于改变了肿瘤患者的免疫状态而间接对我造成伤害。一旦受到这些药物的影响，可能需借助激素治疗以缓解症状。

需要特别提醒您,部分肿瘤患者在使用免疫治疗药物后,更容易对我造成损伤。具体包括:接受过移植治疗的肿瘤患者、合并自身免疫性疾病的肿瘤患者,以及接受靶向药物联合免疫药物或两种以上免疫药物联合治疗的肿瘤患者。

36 消化系统药物会伤我吗❓

消化系统药物种类繁多,不同药物对我造成的风险各有差异。

• 抑制胃酸的"拉唑"类药物,是家庭药箱中常见的消化系统药物之一,包括奥美拉唑、兰索拉唑、雷贝拉唑、艾司奥美拉唑、艾普拉唑等质子泵抑制剂。然而,这些药物有时也会对我造成伤害,如奥美拉唑。

• 小药箱中另一类是促胃肠动力药,如多潘立酮(吗丁啉)和莫沙必利,它们对我相当友好,极小概率会对我造成伤害。

• 胃黏膜保护剂,如铝碳酸镁片、硫糖铝、铋剂(如胶体果胶铋),总体上与我相容性良好,但需注意铋剂过量可能会对我造成伤害。

• 治疗炎症性肠病的一些药物可能对我造成伤害,如柳氮磺吡啶、英夫里利单抗、硫唑嘌呤等。

37 激素和免疫抑制剂会伤我吗❓

首先,让我们明确哪些药物归类为激素和免疫抑制剂。此处所指的激素类药物特指糖皮质激素,主要涵盖可的松、泼尼松、甲泼尼龙

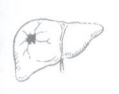

等。至于免疫抑制剂，则根据其来源及作用机制，可细分为以下几类：微生物代谢产物，如环孢素、雷帕霉素；抗代谢物，如硫唑嘌呤、甲氨蝶呤、霉酚酸酯（吗替麦考酚酯）；烷化剂，如环磷酰胺、白消安；钙调神经磷酸酶抑制剂，如环孢素和他克莫司。此外，还包括生物制剂及中草药免疫抑制剂，例如雷公藤多苷等。

这些药物会对我造成损害吗？让我们先来看一个真实案例：29岁的小王突然出现了"乏力、腹水"的症状，经医院诊断确认为"药物引起的肝硬化"。原来，由于他患有"白癜风"，长期服用一种自制的土方，最终发现其中含有超剂量的"甲氨蝶呤"。

因此，需要特别注意的是，这些在自身免疫性疾病中常用的激素和免疫抑制剂同样会对我造成伤害。长期大量使用糖皮质激素可能导致我发展为脂肪肝，甚至有时会引起急性损伤；他克莫司可能直接导致我受损，并引发肝酶升高；小王长期服用的甲氨蝶呤则可能造成我脂肪肝、纤维化乃至硬化。此外，还需提醒您，若我体内原本就存在乙型肝炎或丙型肝炎病毒，大剂量使用这些激素或某些免疫抑制剂可能会干扰您的免疫系统，激活潜伏的病毒（如乙型肝炎病毒、丙型肝炎病毒），进而导致我严重受损。为此，在服用这类药物前，医生通常会进行筛查，以确认我体内是否潜藏乙型肝炎病毒或丙型肝炎病毒，确保我的安全。

38 精神类药物会伤我吗？

可能伤到我的精神类药物可有不少！

♛ 吩噻嗪类抗精神病药物

吩噻嗪类抗精神病药物可能导致我的"下水道"堵塞，引发胆汁淤积，其中氯丙嗪尤为常见。

👑 其他抗精神病药物

其他抗精神病药物常导致无症状的肝酶水平升高，如氯氮平、奥氮平、喹硫平、利培酮、齐拉西酮、阿立哌唑、鲁拉西酮等。

👑 抗抑郁药物

抗抑郁药物，如阿米替林、氟西汀、帕罗西汀、曲舍林等，可能会引起肝酶水平的轻微升高。

👑 情感稳定剂

情感稳定剂，如丙戊酸和卡马西平，特别是两者联合使用时，对我造成的风险更大。

👑 镇静催眠药

抗组胺药（如西替利嗪、氯雷他定）、苯二氮䓬类药物（如劳拉西泮、咪达唑仑）及苯二氮䓬受体激动剂（如右佐匹克隆）等，均可能对我造成伤害。

可能伤到我的精神神经类药物还有很多，如苯妥英钠、苯巴比妥、安非他明、莫达非尼、麦角生物碱、多奈哌齐、他克林等。

39 呼吸系统药物会伤我吗❓

关于呼吸系统常用的感冒药、解热镇痛药以及抗感染药物，前面已经详细阐述过了。其他一些呼吸系统药物对我的风险各异。

- 长期或过量使用支气管扩张剂，如茶碱类药物及降肺动脉高压药物波生坦，可能会引发肝酶水平升高。
- 大剂量静脉注射祛痰药物乙酰半胱氨酸可能会对我造成伤害。

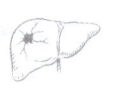

- β₂ 受体激动剂，如沙丁胺醇、福莫特罗，尽管对我造成伤害的可能性较低，但雾化剂型中的辅料（如防腐剂）却可能诱发过敏反应，从而对我产生影响。

- 相比之下，部分药物对我的损害较小，如孟鲁司特、右美沙芬，以及抗组胺药西替利嗪、氯雷他定等。

40 骨骼系统药物会伤我吗？

在骨骼系统用药中，我们已经探讨了常用的非甾体抗炎药。接下来，我想与您深入探讨治疗关节炎及类风湿关节炎的常用抗风湿药物。

♕ 甲氨蝶呤

静脉大剂量注射甲氨蝶呤，可导致我急性损伤；口服低剂量且长期使用甲氨蝶呤，也可能使我发展为脂肪肝、纤维化，甚至肝硬化。

♕ 来氟米特

3%～5% 的患者在使用来氟米特后可能出现肝酶升高，部分患者甚至可能导致胆道阻塞，进而引发胆汁淤积型肝炎。

♕ 别嘌醇

采用别嘌醇治疗痛风时，部分患者用药后可能刺激免疫系统，引发过敏反应，进而对身体造成伤害，这在医学上被称为伴嗜酸性粒细胞增多和全身症状的药物反应（DRESS）。一旦出现 DRESS，患者的死亡风险将显著增加。

♕ 雷公藤多苷

雷公藤多苷可能对我造成伤害，严重时甚至会导致我功能衰竭。

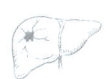

♕ 壮骨关节丸

用于治疗骨骼系统疾病的壮骨关节丸等药物,同样也可能对我造成伤害。

41 当需服用的药物被报道可能伤我,究竟能不能用呢?

有些药物被报道可能对我造成伤害,但这并不意味着它们绝对不可使用,也不代表您使用后一定会对我造成伤害。

- 某些药物对我的伤害是与剂量密切相关的,如感冒药中的对乙酰氨基酚,在安全剂量范围内使用,不会对我造成伤害。
- 有些药物对我的伤害则与特定人群的特殊体质有关,换句话说,如果您不属于这种特殊体质,那么您服药后也不会对我造成伤害。

通常情况下,医生在开具可能对我有潜在伤害的药物处方之前,会全面评估治疗的获益与风险。同时,在您用药治疗期间,医生还会为您制订严密的监测计划,定期检查肝功能,以便第一时间发现或监测到药物对我造成的伤害。此外,您在用药后也需留意是否出现诸如乏力、食欲下降、黄疸等"报警"症状,一旦出现这些症状,应立即就医。只要通过密切的监测和观察,及时发现问题,就能将风险控制在可控范围内。

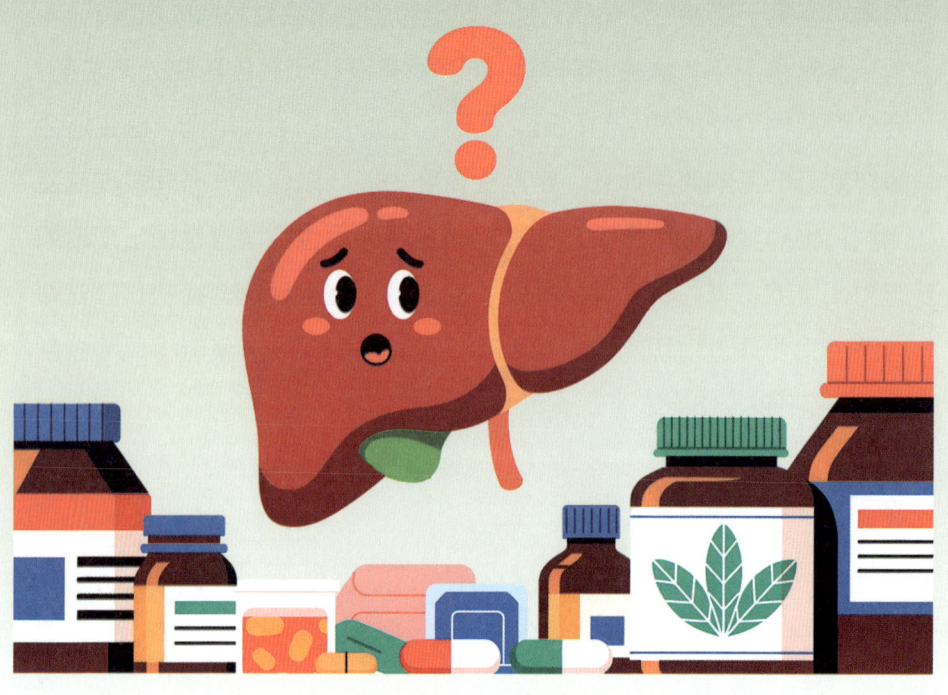
中草药和保健品会伤我吗？

42 为了调理身体或进补而服用中草药会伤我吗？

在使用中草药进行身体调理或进补时，有时会对身体造成一定程度的损伤。尽管中草药成分天然，但并不意味着绝对安全，其安全性主要取决于具体药材及使用方法。

- 若存在遗传问题（如特定代谢酶缺陷）、自身患有基础疾病（如脂肪肝、乙型肝炎携带者）或属于过敏体质，身体将更易受损。
- 若服用的药材受到重金属、农药残留污染或炮制不当，可能会带来额外风险。
- 长期或过量服用中草药亦是导致身体受损的重要原因，即便是"补药"如人参、黄芪等，长期大剂量服用也可能增加代谢负担。

因此，为保护身体健康，应避免健康人群盲目"进补"，优先选择安全性较高的药食同源类药材，如枸杞、山药、莲子、芡实等，并定期监测身体功能状态。

43 哪些中草药可能会伤到我？

👑 明确具有肝毒性的中草药

包括何首乌、雷公藤、土三七、黄药子，以及马兜铃酸类药材（如关木通、广防己、青木香、天仙藤）。这些中草药对肝脏的伤害风险极高，必须严格禁用或在使用时遵循医嘱。

👑 具备潜在肝毒性的中草药

包括补骨脂、苍耳子、川楝子、艾叶和延胡索。这些药材存在中

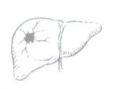

等风险，使用时需格外谨慎。

♛ **容易被忽视的肝毒性药材**

如白鲜皮、泽泻、苦参、雄黄，这些药物若长期或大剂量使用，可能会导致我的细胞受损，甚至引发肝硬化。

• 此外，某些复方制剂亦可能对我造成损害，如小柴胡汤，长期服用可能诱发"小柴胡汤肝炎"；还有一些含有大黄、番泻叶等蒽醌类成分的减肥茶，长期使用亦会令我受损。

44 中草药导致我受伤的原因有哪些？

导致我因中草药受伤的原因通常涵盖药物成分、使用方法、个体差异、药物相互作用及药材质量等。

• 首先，中草药本身含有可能导致我受伤的化学成分，常见的包括：生物碱类，如吡咯里西啶生物碱（土三七、千里光）和雷公藤甲素（雷公藤、昆明山海棠）；苷类化合物，如黄药子苷（黄药子）；蒽醌类化合物，如何首乌（生品未炮制时）；毒蛋白类，如苍耳子毒蛋白；以及马兜铃酸（关木通、广防己）等。

• 其次，超剂量或长期使用会加剧我的负担，而中草药炮制不当或配伍不当同样会增加对我的损害风险。

• 再者，部分人群由于CYP450酶缺陷或存在基础肝病，导致其更容易受到伤害。

• 此外，中草药与西药并用、同时服用多种成分复杂的中草药，可能通过竞争代谢酶或产生协同作用，导致在我体内发生"冲突"，从而加剧损伤。

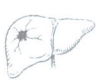

- 最后，药材中存在的农药残留、重金属及霉菌毒素污染，甚至药材掺假，也是不可忽视的重要因素。

45 服用保健品或护肝类保健品，能确保绝对安全而不伤我吗❓

保健品因其标榜的"成分天然"和"保健作用"而广受大众青睐，但它们并非绝对安全。

保健品通常含有维生素、矿物质、中草药提取物等成分，常被误认为"多吃无害"，然而长期超量服用会超出人体的代谢能力。

- 超量摄入维生素 A、维生素 B_3、维生素 D 或铁剂，可能导致器官损伤和纤维化。
- 健身人士偏爱的浓缩绿茶提取物或蛋白粉，若使用不当，同样会对身体造成一定伤害。

那么，那些宣称具有保护作用的保健品，是否就完全无害呢？答案是否定的。

- 这些保健品可能含有奶蓟草、姜黄素等成分，尽管宣称能够"修复肝细胞"，却缺乏大规模临床研究的支持，且可能因剂量不当、成分不纯或个体差异，从"保护"转变为"负担"。

因此，优先调整生活方式，才是真正守护身体健康的要诀。

接触染发剂等化学物品会伤我吗？

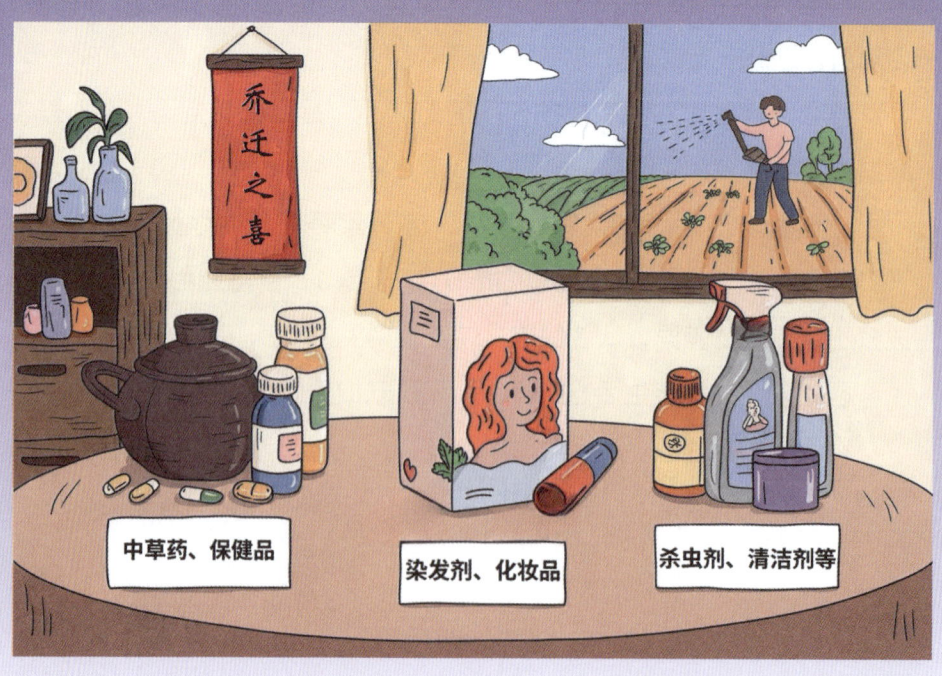

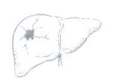

46 染发剂会伤我吗？

为了追求美发效果和保持青春活力，一些人长期且频繁地进行染发。然而，鲜为人知的是，染发有时也会让我"中招"。其原因错综复杂，主要可归纳为以下几点。

• 染发剂中常见的对苯二胺，作为一种着色剂，已被国际权威机构认定为致癌物质。该物质通过皮肤吸收后，需由我进行解毒，其本身或代谢产物可直接对我造成伤害。

• 染发剂中的其他化学成分同样对我构成潜在威胁。

• 对染发剂中的某些化学成分存在过敏反应。

• 劣质染发剂中违规添加的铅、汞等重金属成分。

因此，长期且频繁染发的人群需特别小心。

47 吸入装修后的油漆、甲醛会伤我吗？

装修污染物中的甲醛和苯系物是危害我健康的主要因素。

• 甲醛在我体内代谢转化为甲酸，高浓度时直接损害我的肝细胞，导致转氨酶急剧升高；长期低剂量暴露于此环境，还可能激活致癌途径，诱发肿瘤。

• 苯系物（如苯、甲苯）在我体内代谢后，会生成有毒的代谢产物，从而显著提升癌变的风险。

因此，装修完成后不宜急于入住，建议至少通风6个月以上，并搭配使用空气净化器以吸附甲醛。特别提醒：若装修后出现异味、眼睛刺痛等症状，这可能是甲醛含量仍然偏高的警示信号。务必待专业检测达标后再行入住，方能有效规避甲醛对健康的潜在危害。

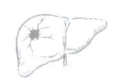

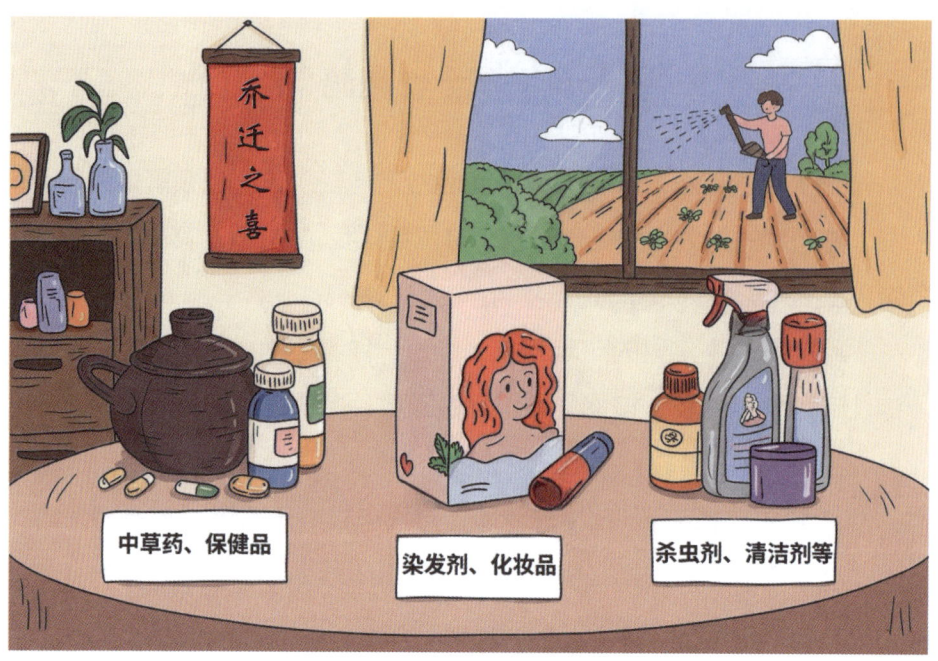

48 接触化学或化工物品会伤我吗？

在日常化学品中，清洁剂、农药和化妆品的成分可能通过多种途径对我造成伤害。

• 含氯清洁剂（如 84 消毒液）若误服或与洁厕灵混合生成氯气，可能引发急性损伤。

• 有机磷农药（如敌敌畏）经皮肤吸收后，会抑制胆碱酯酶的活性，从而可能导致我受伤。

• 含汞化妆品中的汞离子，若长期接触，同样可能对我造成潜在伤害。

高风险人群主要涵盖家庭主妇、农业工作者及美甲师。保护自身的方法其实颇为简单，如在使用清洁剂时佩戴手套、喷洒农药时穿着长袖衣物、选择无汞化妆品,并适当减少美甲的频率。此外,在某些职业环境中,可能接触到化学或化工用品,长期暴露于这些物质同样可能对健康造成损害。

药物伤我分几大"门派"?

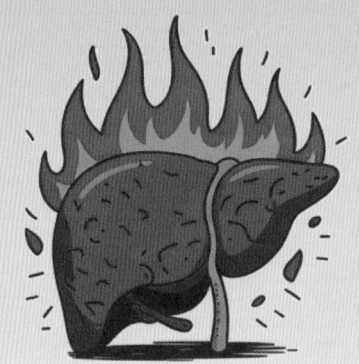
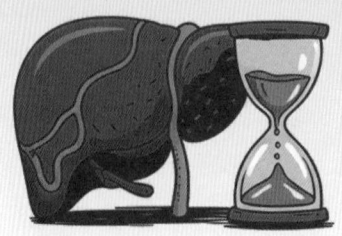
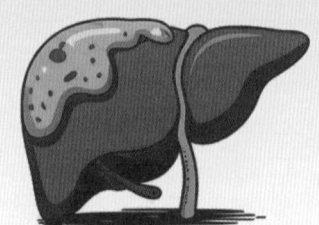

49 按照病程和药物伤我后的表现，可分为哪几个"门派"？

作为您体内的"劳模"，我日复一日地勤勉工作。然而，当药物使我受伤时，您需了解，医生会根据病程及我受伤后的表现，将我的损伤特点划分为三大类别，以便更精准地鉴别病因，并据此制定诊疗方案。

👑 第一"门派"：急性损害

通常在开始用药后的 90 天内，若不幸"中招"，您的身体将经历一场"狂风暴雨"，类似于急性肝炎的症状。待您察觉是药物在背后作祟，及时停药并配合治疗，多数情况下能雨过天晴，我的功能也将恢复如初。

👑 第二"门派"：慢性损害

这仿佛是一场无休止的"持久战"，药物对我造成的伤害持续不断，或反复发作，时间跨度长达 6 个月乃至 1 年，始终无法彻底康复，情形类似于慢性肝炎。在我难以承受之际，病情会逐渐演变为纤维化、硬化，甚至恶化为癌症。

药物伤我 三大"门派"

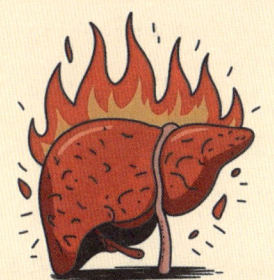
急性损害

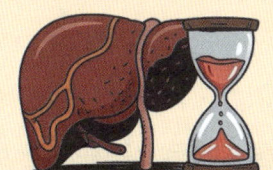
慢性损害

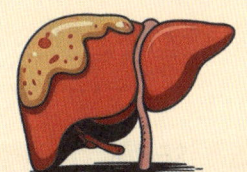
特殊类型损害

👑 第三"门派"：特殊类型损害

此类损害犹如潜藏的隐患，虽然较为罕见，却呈现出多样化的表现。当免疫系统对我发起攻击时，您可能会同时出现皮疹、发热等过敏症状，或者，医生可能会检测出您体内存在自身抗体阳性。有些药物则会导致我细胞内的脂肪代谢紊乱，脂肪疯狂地在我细胞中堆积，最终将我转变为脂肪肝，它如同一个"慢性杀手"，令我备受折磨。不仅如此，还有一些药物会针对性地损害我的胆管、血管等部位，引发一系列独特症状，并造成严重的健康威胁。

50 若是急性损害来袭，肝功能指标会以何种方式向您预警？

- 转氨酶，包括谷丙转氨酶和谷草转氨酶，宛如两位"小哨兵"，时刻监测着我的健康状况。一旦我遭受急性损害，在早期阶段，谷丙转氨酶这位"急性子"便会率先响应，如同被点燃的小宇宙般迅速升高；随后，谷草转氨酶也不甘示弱，与谷丙转氨酶一同"调皮"起来。当转氨酶数值疯狂飙升至超过正常值上限5倍时，就如同我拉响了健康警报，您便会意识到我正处于不适之中。

- 若碱性磷酸酶超过正常值上限2倍，且γ-谷氨酰转肽酶也随之升高，同时排除了骨骼疾病引起的可能性，那么这便是一个明确的信号，提示您应及时采取措施，驱除药物这一潜在威胁。

- 此外，"转氨酶超过正常值上限3倍＋胆红素超过正常值上限2倍"这一联合预警信号，实际上是在向您发出紧急呼救："我的损伤已非常严重！排毒功能已严重受阻！请立即关注！"相信此时的您，必定明白该如何应对。

• 最后，当我的"得力小助手"白蛋白、前白蛋白及胆碱酯酶均出现偏低情况时，我或许真的因药物影响而受损严重，难以正常运转。

51 若深陷慢性损害困境，肝功能指标怎样悄悄给您暗示？

在发生急性损害时，肝功能指标如谷丙转氨酶、谷草转氨酶、碱性磷酸酶、γ-谷氨酰转肽酶等会在短时间内迅速且显著升高；而在慢性损害情况下，这些指标通常仅呈现轻中度升高，且这种升高是长期且反复的，持续时间可达 6 个月或更久。

因此，当您在随访或常规体检的实验室检查报告中发现这些指标出现此类变化时，这或许正是身体向您发出的慢性损伤预警信号。在这种情况下，您应及时前往医院接受超声等影像学检查，甚至考虑进行肝穿刺检查，以便明确诊断。

52 药物会悄悄把我"改造"成脂肪肝吗？

确实如此。您需了解，不同药物对我的伤害方式各有差异。例如，激素、甲氨蝶呤、他莫昔芬、伊立替康等药物，会干扰我的代谢功能，导致我无法正常处理脂肪。结果，我的肝细胞内会充满脂肪滴，变得如气球般肿胀。随着时间的推移，脂肪在我体内不断堆积，使我愈发臃肿，这正是所谓的"脂肪肝"。一旦形成脂肪肝，不仅会削弱我的解毒代谢能力，还可能引发炎症、纤维化、甚至肝硬化。

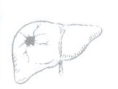

53 药物会悄悄把我"改造"成肝纤维化或肝硬化吗？

当然会。当药物对我造成慢性损害时，由于长期、反复的炎症和损伤，我会启动"修复程序"：肝星状细胞活化，分泌大量纤维组织填补伤口。纤维逐渐取代我正常的肝组织，使我从柔软变得僵硬——这就是肝纤维化。

起初，我尚能代偿，但随着炎症持续，纤维化程度可能加剧，进而影响更多正常肝组织。当我的结构开始扭曲，血流受阻时，便发展为肝硬化。在纤维化发展到硬化的过程中，您可能并未感到明显不适，这是因为我耐受性极强，尽量默默承受，不想打扰您。然而，一旦出现腹水、消化道出血等严重并发症，往往为时已晚，这不仅意味着我已发展为肝硬化，也表明我已无法正常工作，维持您的健康。

因此，当药物对我造成慢性损害时，或在长期使用甲氨蝶呤、异烟肼、甲基多巴等药物的过程中，请务必关注我，定期去医院进行监测。

54 药物能否把我"逼"成肝癌？

提及肝癌，大多数人难免心生畏惧。或许有人难以置信，药物竟有可能将我推向肝癌的边缘。然而，事实不容忽视：这种情况并非绝无可能。

- 黄曲霉素，这个名字是否耳熟能详？长期摄入含有黄曲霉素的食物，将显著增加我罹患肝癌的风险，这亦是导致我国某些地区肝癌高发的重要诱因之一。

- 健身爱好者常用的代谢类固醇药物，同样会给我带来巨大压力，长期服用有可能诱发肿瘤，甚至导致肝癌。
- 长期服用口服避孕药的人群，其罹患肿瘤的风险亦会相应增加。

需要特别强调的是，如果药物已导致我出现硬化，那么转变为肝癌的风险将会进一步升高。这是因为无论何种原因引起的肝硬化，肝癌的发生概率都会显著增加。

55 药物是否具备"迫使"我胆管损伤的潜在风险？

胆管，犹如人体的"下水管道"，负责将胆汁输送至肠道，协助消化。然而，某些药物，如抗生素、抗真菌药、抗癫痫药等，时常显得颇为顽皮，会对胆道上皮细胞（管道工人）进行一番捣乱，使其无法正常工作。此外，另有一些药物会误导免疫系统，使其错误地将胆管视为敌对目标，发起猛烈攻击，从而导致胆管受损。更有一些药物能够改变胆汁成分或影响胆汁流动，造成胆汁淤积，进而损伤胆管。阿托伐他汀、阿莫西林-克拉维酸、硫唑嘌呤等均在此列。

我的胆管受伤后，胆汁排泄会受阻，导致污水倒流。实验室检查单上的碱性磷酸酶、γ-谷氨酰转肽酶等指标可能会升高，严重时甚至会出现黄疸，表现为皮肤和眼睛变黄，以及瘙痒等症状。因此，用药切忌擅自做主，务必遵从医嘱，以免治病的药物反而成为伤害胆管的"罪魁祸首"！

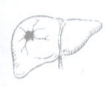

56 当肝脏急性受伤,依据肝功能指标升高幅度可分为哪些"门派"?

当药物导致我出现急性损害时,医生通常会依据实验室检查单上各项肝功能指标升高的程度,初步判断我的损伤类型,从而更迅速地鉴别和排除其他可能的致病因素。一般情况下,医生会通过计算"R值",将我的损伤类型划分为以下三大主要类别。

♛ 第一"门派":肝细胞损伤型

- 我的肝细胞"中招",像"工厂爆炸"。
- 指标特征:类似于急性肝炎,谷丙转氨酶(ALT)和谷草转氨酶(AST)急剧上升,通常超过正常值上限5倍,而碱性磷酸酶(ALP)则保持正常或仅有轻微升高。
- 常见症状包括:乏力、食欲不振、恶心,严重情况下皮肤或眼睛可能出现黄疸,仿佛身体在发出"求救"信号。

♛ 第二"门派":胆汁淤积型

- 我的小胆管系统"中招","下水道堵住"。
- 指标特征:碱性磷酸酶(ALP)和γ-谷氨酰转肽酶(GGT)显著升高(超过正常值上限2倍),而谷丙转氨酶(ALT)和谷草转氨酶(AST)仅呈现轻微波动。
- 常见症状:皮肤剧烈瘙痒(尤其在夜间)、大便颜色变浅(呈陶土色)、严重情况下皮肤或眼睛出现黄疸、尿液色泽如浓茶。

♛ 第三"门派":混合型

- 我的肝细胞和小胆管系统同时"中招","工厂爆炸"和"下水道堵住"两者皆有。
- 指标特征:谷丙转氨酶(ALT)与碱性磷酸酶(ALP)同步

升高。

- 常见症状：既包括肝炎引起的乏力和恶心，也涵盖胆汁淤积导致的瘙痒和黄疸，症状犹如"混合双打"般交织出现。

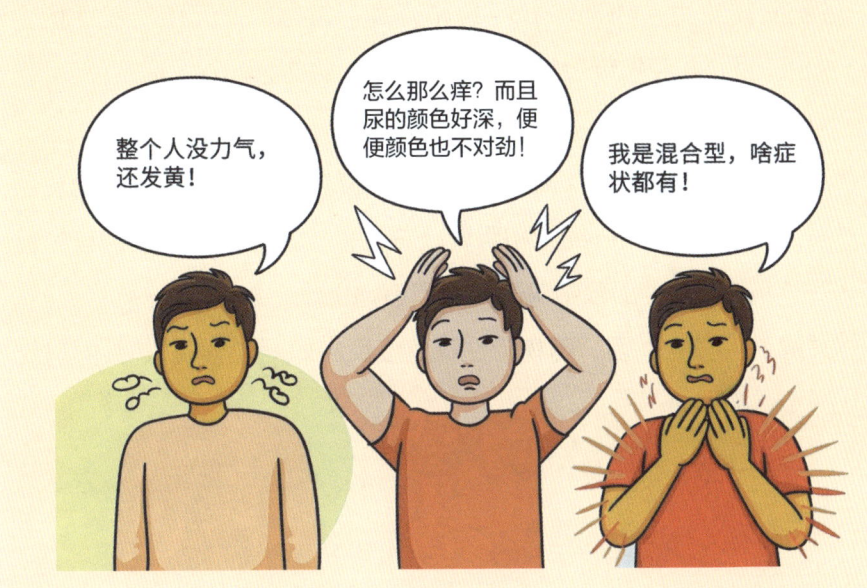

57 药物为何会让我呈现出不同的损伤类别？

药物伤害我时，就如同使用各种"武器"分别攻击我体内的不同"部门"，由于目标各异，其破坏方式自然也各不相同。

👑 肝细胞损伤型

药物或其代谢产物直接冲击我的"细胞工厂"。例如，当对乙酰氨基酚过量时，代谢生成的"毒性炸弹"将我的肝细胞摧毁殆尽，谷丙转氨酶（ALT）和谷草转氨酶（AST）如同爆炸后的碎片四散飞溅。常见"元凶"包括：抗结核药、对乙酰氨基酚等。

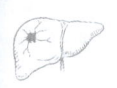

♛ 胆汁淤积型

药物扰乱了我的胆汁"运输系统",导致胆管堵塞或胆汁泵受损,胆汁无法正常排出,犹如"污水倒灌",致使碱性磷酸酶(ALP)和 γ-谷氨酰转肽酶(GGT)水平急剧升高。常见的"元凶"包括抗生素(如阿莫西林-克拉维酸钾)、激素类药物(如避孕药)等。

♛ 混合型

药物同时攻击我的"细胞工厂"和"运输系统",或是刺激免疫系统"误伤友军",导致肝细胞和胆管一并受损。常见的"罪魁祸首"包括:PD-1抑制剂、部分中草药(如何首乌)。

关键点:您的基因、药物特性及免疫反应如同"导演",共同决定了我的受伤模式。

药物若伤了我,身体会发出哪些"警报"?

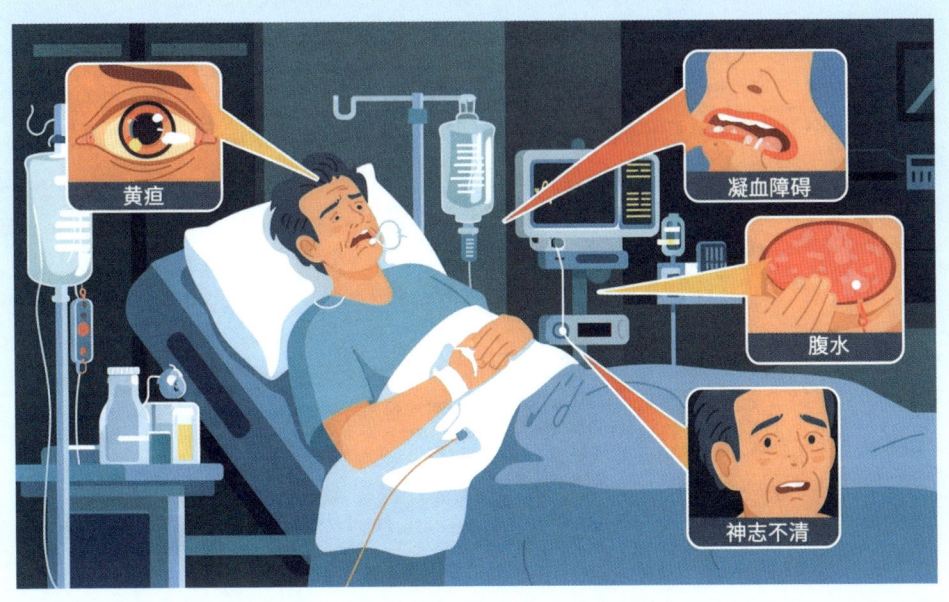

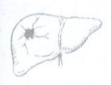

58 警示我受伤的症状有哪些？

我堪称"忍者",拥有超凡的耐力,因此,在我受伤时,往往不会给您带来困扰,症状隐匿,只有在抽血检查肝功能时才能被察觉。当然,若伤势严重,我也会发出一些"求救信号"。

♛ 轻度损伤

类似"感冒初期"症状,如乏力、食欲不振、右上腹轻微胀痛(肝区不适),往往容易被误判为胃病或疲劳所致。

♛ 中度损伤

黄疸来袭(表现为皮肤和眼睛泛黄,尿液色泽如浓茶),伴有皮肤瘙痒(由胆汁酸刺激所致),以及持续的恶心、呕吐,甚至出现低烧症状。

♛ 重度损伤

大脑"中毒"(意识模糊、嗜睡,即肝性脑病)、肚子膨胀如"水气球"(腹水)、全身遍布瘀斑(凝血功能衰竭)。

由药物引发的这些症状与其他致病因素(如病毒性肝炎等)极为

我是个忍者,受伤时常悄无声息,但一旦发出求救信号,立即就医!

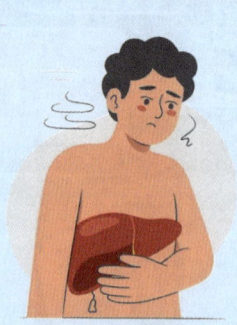
轻度损伤

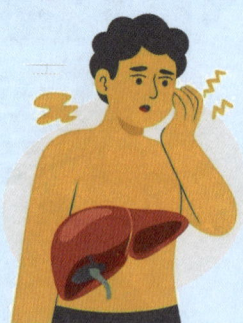
中度损伤

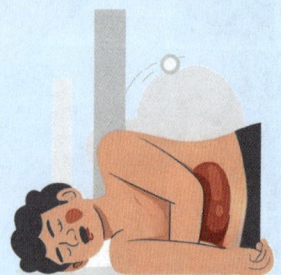
重度损伤

相似，通常难以鉴别。要揭示真相，可依据以下三条关键线索。

- 时间关联性：症状出现在用药后5～90天。
- 停药后改善：停用致病药物后，肝功能逐步恢复正常。
- 排除其他致病因素：如乙型肝炎、丙型肝炎、酒精性肝病等。

59 如果我受伤了，会出现发热或皮疹吗？

通常情况下，药物伤我是"局部破坏"，不会引起发烧或起皮疹，只表现为乏力、黄疸等。

然而，需特别警惕！一旦药物激活了身体的免疫系统，使其进入"超敏状态"，即我们所熟知的过敏反应，便可能诱发医学上所称的"药物超敏反应综合征（DRESS）"。

在这种情况下，您可能会出现以下症状。

- 发热：持续高热（＞38℃），即使服用抗生素亦无明显改善。
- 皮疹：全身出现红斑、丘疹，严重时口腔、眼睛黏膜亦会溃烂，宛如一场"皮肤大暴动"。
- 我与其他器官的损伤：谷丙转氨酶（ALT）和谷草转氨酶（AST）急剧升高，黄疸显现，血液中嗜酸性粒细胞显著增多，甚至可能累及邻近的肾脏、肺部、心脏等器官。

救命提示：用药2～6周后，若出现"发热＋皮疹＋黄疸"症状，这如同全身"拉响警报"，请立即停药并就医！DRESS的病死率高达10%，延误治疗可能危及生命！

高风险的药物：抗癫痫药物（如卡马西平）、抗生素（如磺胺类药物）、别嘌呤醇等。

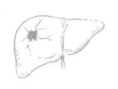

60 如果我受伤了，会出现腹痛或腹水吗

通常情况下，药物对我造成伤害后并不会立即出现腹痛和腹水。然而，在某些特殊情况下，这些症状可能会显现。

- 如使用土三七或某些抗肿瘤药物（如奥沙利铂）等，这些药物可能导致我的血管内皮细胞受损，进而引发肝窦阻塞综合征或肝小静脉闭塞病，此时腹痛、腹水等症状便可能出现。
- 若我受到严重损伤导致功能衰竭，腹水也会随之出现。

因此，腹水堪称"重症警报"，是肝衰竭的重要前兆！

61 用药后皮肤瘙痒、大便颜色变浅呈白色、皮肤和小便颜色发黄警示什么？

这表明您可能面临胆汁淤积型肝损伤的风险！药物阻塞了您的"胆汁排泄通道"，触发了"三连警报"。

- 皮肤瘙痒：胆汁酸堆积刺激神经，夜间尤为严重，即便抓挠也无法缓解。
- 大便颜色变浅：由于胆红素无法进入肠道，粪便失去了"染色剂"，呈现出陶土色。
- 黄疸：胆红素渗入血液，导致皮肤和眼睛泛黄，尿液色泽深如红茶。

常见"凶手"：抗生素（如阿莫西林-克拉维酸钾）、中草药（如何首乌、雷公藤）、激素类药物（如避孕药）等。

62 哪些药物最容易让我的血管受伤，有哪些典型表现？

若药物损害了我的血管，就如同工厂遭遇"交通大瘫痪"，可能导致肝小静脉闭塞病或肝窦阻塞综合征。症状表现为腹胀、肝区疼痛、腹水、黄疸、肝大等，严重时还可能出现瘀斑、出血等凝血功能障碍，甚至意识模糊（肝性脑病）。

常见"凶手"：含有吡咯里西啶生物碱的中草药（如土三七、千里光），以及抗肿瘤药物（如环磷酰胺、白消安、奥沙利铂等）。

63 药物导致我功能衰竭的典型表现有哪些？

若药物将我推向"全面罢工"的境地（如肝衰竭），便会引发"死亡四联征"。

• 黄疸：皮肤与眼白发黄，宛如"小黄人"，尿液呈深褐色，犹如隔夜红茶，解毒系统陷入瘫痪。

• 凝血障碍：凝血因子缺失，出血难以止住——出现瘀斑、牙龈出血，甚至呕血、便血，犹如"水管破裂难以修复"。

• 腹水：腹部肿胀如"水气球"，门静脉高压伴随白蛋白急剧下降，连呼吸都变得困难。

• 神志不清：毒素（例如氨）涌入大脑，导致人出现嗜睡、言语混乱的症状，严重时甚至陷入昏迷。

连锁反应：一旦我功能衰竭，还将波及众多邻近器官，如肾衰竭

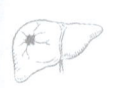

（尿量减少）、肺衰竭（呼吸不畅）、心脏衰竭（血压骤降），多器官接连"宕机"，病死率高达50%以上，亟须紧急救治！

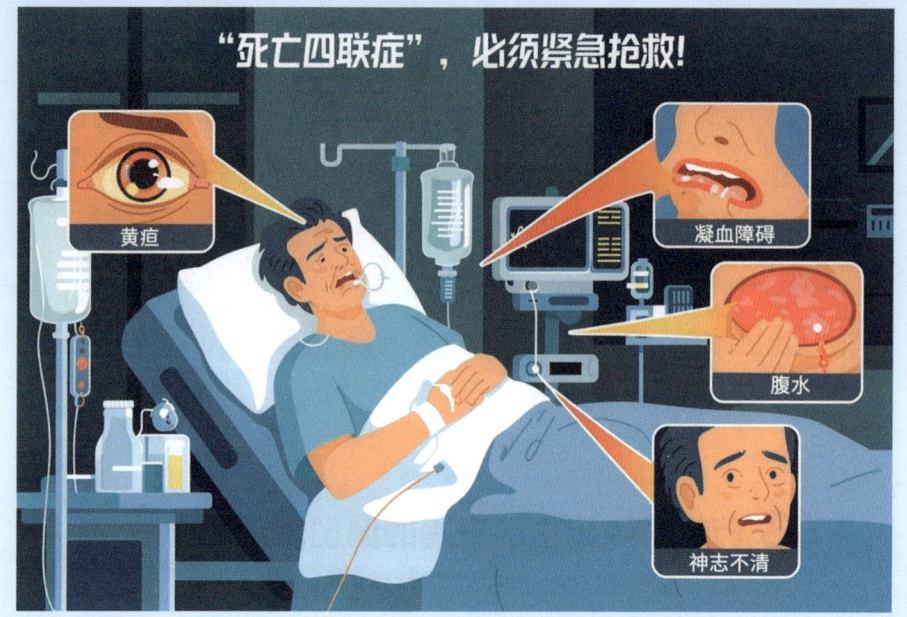

出现哪些身体异常应立即就医?

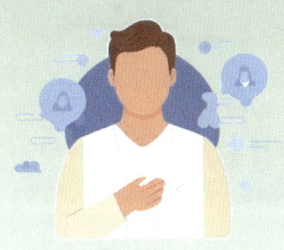 乏力、食欲下降、恶心，尤其出现黄疸时

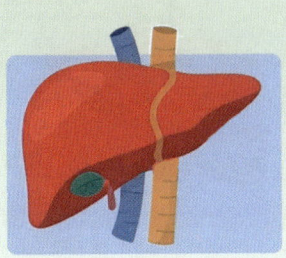 腹胀、右上腹隐痛

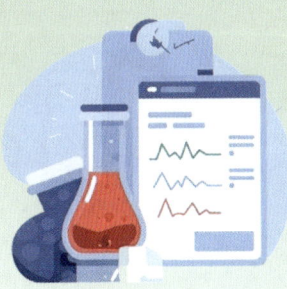 肝功能检查异常

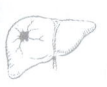

64 什么状况下,必须毫不犹豫地就医?

用药后若出现以下情况,建议立即就医,特别是老年人、慢性肝病患者及长期服用多种药物的人群。

♛ 出现典型症状

如出现乏力、食欲减退、恶心、腹胀、右上腹隐痛等症状,尤其是伴随皮肤或眼睛黄染、尿液颜色深如浓茶、大便呈灰白色等表现,这些迹象可能提示我遭受了急性损伤或急性胆汁淤积,严重时甚至可能导致我功能衰竭。

♛ 肝功能检查异常

即便无明显症状,仅凭转氨酶升高亦需及时就医,因转氨酶升高可能是肝脏或其他器官受损的早期预警,务必及时就医。

♛ 其他警示症状

若出现发热、皮疹等症状,需警惕药物过敏可能对身体造成伤害。

用药后出现这些情况,请立即就医!

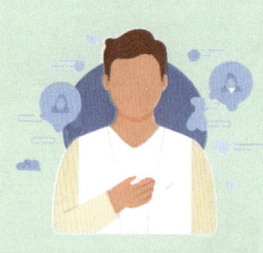

乏力、食欲下降、恶心,尤其出现黄疸时

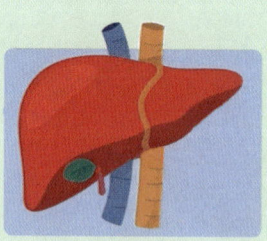

腹胀、右上腹隐痛

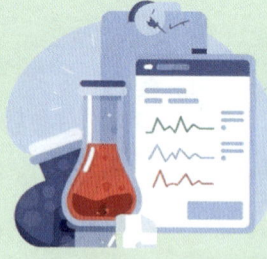

肝功能检查异常

65 若身体无症状，仅转氨酶升高，是否必须就医？

您需明白，我的耐受力极强，无症状并不代表未受损伤。转氨酶升高提示我可能已受损伤，此时应迅速就医，排查致伤因素。致伤原因繁多，包括病毒侵袭、酒精损害、脂肪堆积、免疫失调、药物毒性等，不同原因需采取不同治疗手段。因此，明确致伤原因至关重要！即便无症状，一旦转氨酶升高，也应立即就诊。

66 体检发现转氨酶数值始终轻度升高，是否需要就医？

如果每次体检，您的转氨酶水平一直维持在 70～90 U/L，尽管只是轻度升高，且您可能并无明显不适症状，但仍需引起重视！

- 首先，转氨酶的轻度升高意味着肝脏已经遭受了一定程度的损伤。
- 其次，历次体检结果均显示相同状况，这表明肝脏受损的情况已延续多年。

这种情况通常表明损伤为慢性，您可能已患有慢性肝炎，且肝脏可能已悄然启动纤维化进程。若慢性炎症持续存在，则有发展成肝硬化的风险。引发这种慢性损害的因素多种多样，包括病毒感染、酒精摄入、脂肪堆积、药物影响等，均具有潜在可能性。因此，务必及时就医，一方面明确致病原因，另一方面请医生评估肝脏损伤的具体程度。

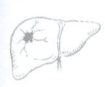

67 体检反复查出 γ-谷氨酰转肽酶数值偏高，是否必须就医？

确实有必要关注。γ-谷氨酰转肽酶（GGT）指标持续偏高，每次检查结果均显示异常。在排除了其他潜在因素后，这可能意味着我存在慢性损伤的风险。

- 饮酒是引起 GGT 水平升高的关键因素之一，若您能够成功戒酒，GGT 水平有望显著下降。
- 病毒感染、脂肪堆积、药物影响及免疫问题等因素，同样可能导致该指标升高。
- GGT 水平升高还可能与某些肿瘤存在关联。

因此，每当体检结果显示 GGT 水平偏高时，建议您及时就医，以便明确具体原因。

68 体检仅发现总胆红素指标偏高，其余正常，是否需要就医？

若每次检查仅总胆红素一项指标偏高，而其他指标均处于正常范围，这在多数情况下属于良性现象。然而，仍需前往医院咨询专业医生，以便明确是否存在以下潜在原因。

- 溶血：可能发生在抽血过程中；若合并自身溶血性贫血，此种情况需前往血液科就诊。
- 合并良性遗传性疾病：如吉尔伯特综合征通常无须进行治疗，目前也尚未有确切有效的治疗方法，然而其预后情况普遍良好。
- 药物因素：某些药物可能会对胆红素的代谢产生影响，但这种影响通常是暂时且可逆的，一旦停药即可恢复正常。

高效就医攻略有哪些?

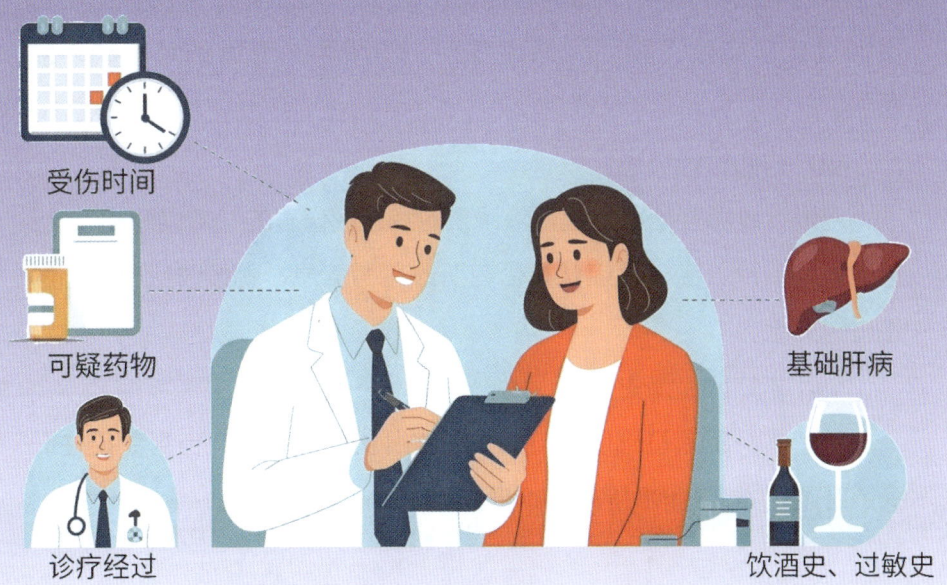

- 受伤时间
- 可疑药物
- 诊疗经过
- 基础肝病
- 饮酒史、过敏史

69 就医时应该做哪些准备，主动与医生沟通哪些要点？

在您就医时，若能提前做好充分准备，将极大助力医生迅速做出精准的专业判断。为此，建议您仔细回顾并整理以下关键信息。

👑 确定首次受伤时间

一旦出现症状或首次检查发现肝功能指标异常，请主动告知医生，以便医生能够准确判断受伤的具体时间段。

👑 列出可疑药物清单

若因药物导致我受伤，必然是先使用了某种药物，随后才出现伤害。因此，以我受伤的时间为关键节点，就诊前需详细列出近6个月内所使用的所有药物及产品清单，包括处方药、非处方药、保健品、中草药等。清单至少应涵盖药物或产品名称、开始服用时间、停药时间，并备注以往是否使用过这些药物，以及过往使用是否造成伤害等信息，以便在就诊时提交给医生。此外，若在我受伤前曾接触过化学或化工物品，如染发剂、油漆等，也请务必主动告知医生。

👑 告知诊疗经过

已进行过哪些检查、是否停用了对我造成伤害的"嫌疑药物"、已接受何种治疗、治疗后症状是否有所改善等信息，就诊时应主动与医生进行交流。

👑 告知肝病病史

若您本身患有基础肝病，如病毒性肝炎、脂肪肝、自身免疫性肝病、肝硬化等，就诊时应主动向医生告知。

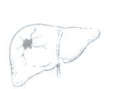

70 需要告诉医生饮酒情况和过敏史吗？

需主动向医生说明。无论是长期饮酒还是短期内大量饮酒，都可能对我造成伤害。因此，告知医生您的饮酒状况，有助于医生准确判断是酒精还是药物对我造成了影响。

有时受伤可能是因为您对某些药物过敏所致，因此过敏史是极为重要的信息，必须告知医生。例如，您是否有过敏经历，是对药物过敏还是对其他物质（如食物、花粉等）过敏，以及具体对哪些药物过敏等。此外，如果您在服用某种药物后出现了皮疹、发热等症状，建议在就诊时务必向医生说明，因为这些症状往往是过敏的常见表现。

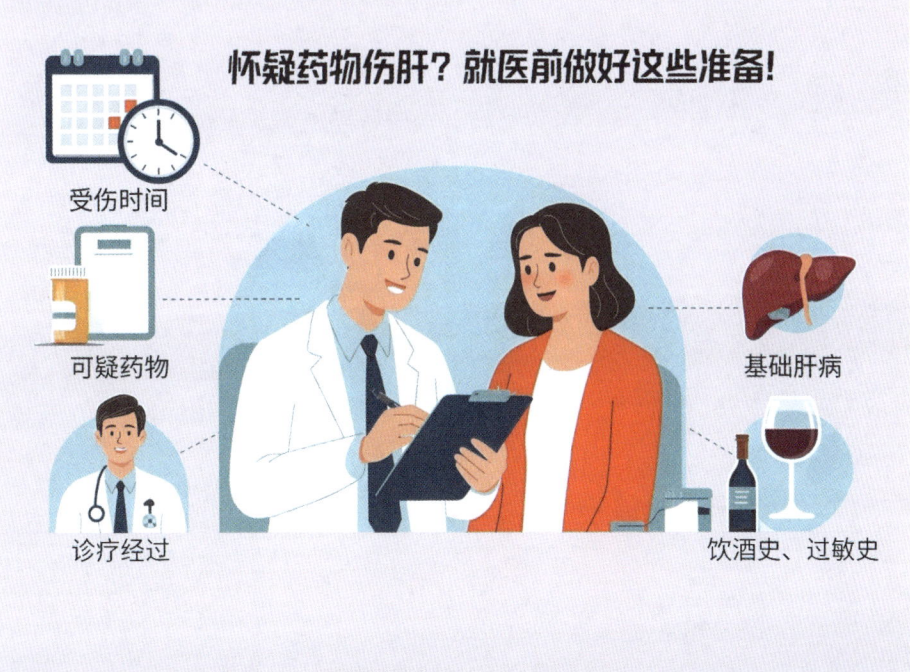

怀疑药物伤肝？就医前做好这些准备！

受伤时间　可疑药物　诊疗经过　基础肝病　饮酒史、过敏史

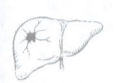

71 是否应该主动向医生透露药物伤肝病史？

绝对必要！并且，这一点至关重要！因为这能够协助医生：

- 避免重复开具相同药物，否则医生可能会误判该药物对您无害。
- 避免开具高风险药物的处方，促使医生在开具处方时更加审慎。
- 优化治疗方案，如调整药物剂量或更换对您影响较小的药物。
- 制订更为周密且详尽的监测计划。

因此，为了维护我的健康，防范潜在的药物风险，在就医过程中，务必主动且如实地向医生陈述自己过往的药物伤害经历。

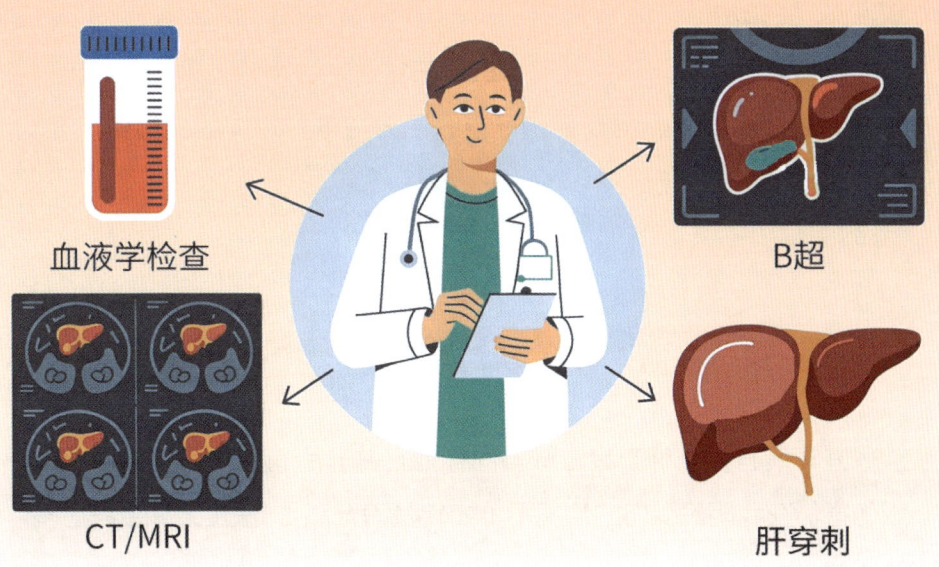

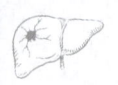

72 哪些肝功能指标可判断我是否受伤？

医生将依据以下指标来判断我是否受伤。

♛ 转氨酶类

谷丙转氨酶（ALT）和谷草转氨酶（AST）是衡量我受伤情况的敏感指标。一旦我受到损伤，您在实验室检查单上会看到这两个指标数值上升。

♛ 碱性磷酸酶（ALP）和γ-谷氨酰转肽酶（GGT）

这两个指标用于判断是否存在胆汁淤积。当细小胆管受损、发炎或胆汁排泄不畅时，实验室检查单上的这两个指标便会显著升高。

♛ 胆红素

胆红素分为总胆红素、直接胆红素和间接胆红素。在我受伤较轻的情况下，凭借我强大的代偿和自我修复能力，胆红素水平可能不会升高或仅轻微升高。然而，一旦胆红素显著升高，您需警惕，这表明我受伤较重，或存在严重的胆汁淤积问题。

♛ 白蛋白

唯有在我遭受严重伤害时，白蛋白水平才会下降。须知，体内白蛋白皆由我生成，一旦我受伤严重，便无法维持足够的白蛋白产量，导致其水平显著降低。

73 哪些血液学检查可明确药物是否伤我？

并非所有人吃虾都会过敏，同样地，并非所有人用药都会对我造成伤害。在我明确受伤的情况下（如转氨酶升高），医生会综合考虑多种可能导致我受伤的病因。在排除其他病因之后,医生才会怀疑是否是药物所致。为此,医生会安排一系列血液检查以进一步排查,主要包括以下常见的检查项目。

♛ 血常规

通过检测白细胞计数、嗜酸性粒细胞水平以及血红蛋白含量,来判断是否存在感染、过敏反应或贫血等问题。

♛ 病毒学检测

通过检测甲型肝炎抗体、乙型肝炎两对半、丙型肝炎抗体、戊型肝炎抗体、巨细胞病毒抗原及其抗体、EB病毒抗原及其抗体等,用以排除病毒性肝炎。

♛ 自身免疫性肝病相关指标

通过检测抗核抗体、抗平滑肌抗体、抗线粒体抗体及免疫球蛋白(IgG、IgA、IgM)等,旨在排除自身免疫性肝病的可能性。

♛ 遗传代谢性肝病

通过检测铜蓝蛋白、$α_1$-抗胰蛋白酶、铁蛋白以及转铁蛋白饱和度等指标,以排除肝豆状核变性、$α_1$-抗胰蛋白酶缺乏症、血色病等疾病。

74 如果怀疑药物伤了我,是否需要做超声检查?

遗憾的是,B超并不能直接确诊药物是否对我造成了伤害。然而,对于所有疑似药物损伤的患者,医生通常会建议进行B超检查,您知道这背后的原因吗?让我告诉您。

B超能够直观地显示我的大小、形态和密度,同时还能检测是

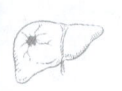

否存在结石、肿物，以及血管和胆管是否有异常，从而帮助排除脂肪肝、胆石症、肿瘤等其他潜在病因。更重要的是，B超作为一种便捷、经济且无创的检查手段，在我受伤后的诊断中扮演着常规且重要的角色。

75 如果怀疑药物伤了我，是否需要做CT或磁共振检查？

并非所有患者都需要进行CT或磁共振检查。

然而，当您出现相应临床症状，且医生需明确诊断或排查以下疾病时，可能会建议您进行CT或磁共振检查：

- 胆道疾病或病变。
- 胆总管结石。
- 原发性硬化性胆管炎。
- 胰胆管恶性肿瘤。
- 血管损伤相关病因，如布加综合征、肝窦阻塞综合征等。

76 如果怀疑药物伤了我，是否需要做肝穿刺？

并非所有患者都需要接受肝穿刺检查。

然而，在以下情况下，医生可能会建议您进行此项检查：

- 病因尚未明确。
- 停用可疑药物后，肝功能指标未见显著改善，反而有所上升。

- 医生推测该药物可能已对肝脏造成了慢性损伤。
- 医生推测您除了药物性肝损伤之外,还可能伴有其他基础性肝病。

为了明确是否为药物伤我,医生会开具下列检查

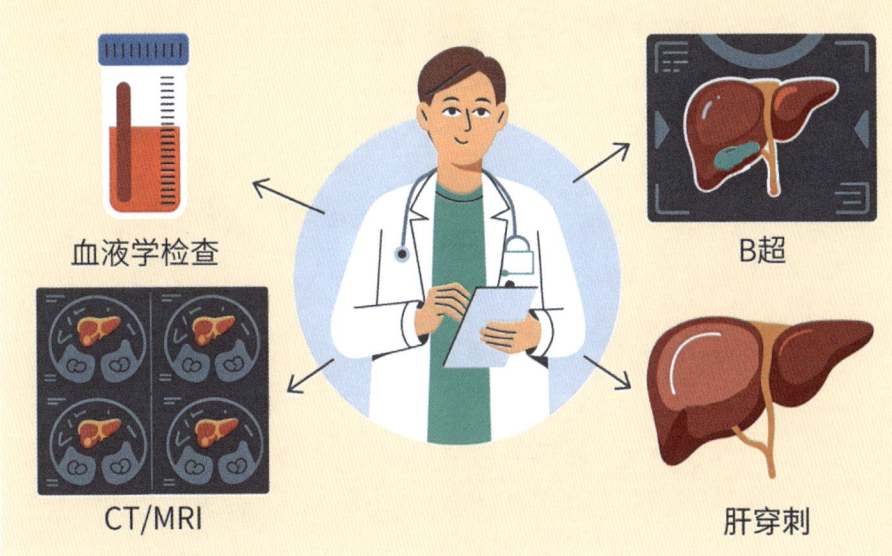

血液学检查　　B超　　CT/MRI　　肝穿刺

如何判断我的伤势较为严重？

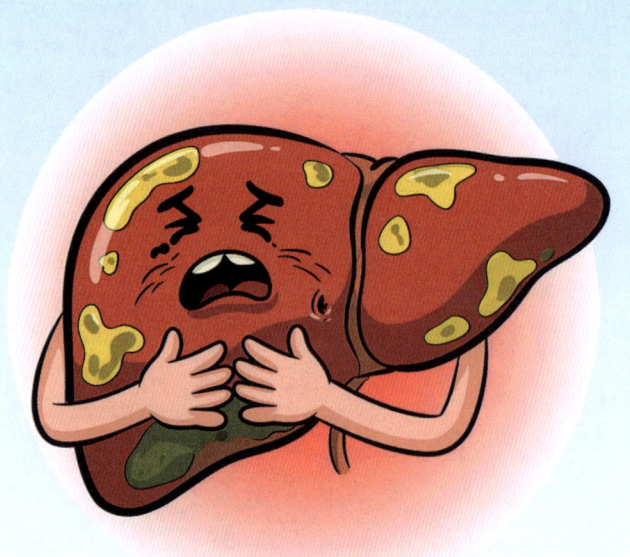

77 药物导致我功能衰竭有哪些严重后果？

确实，作为人体的"解毒专家"，我能够处理多种毒素。然而，如果药物使用不当或过量，例如过量的对乙酰氨基酚、特定的抗结核药物，以及其他一些药物，它们可能变成潜在的"隐形杀手"，导致我"中毒"。当我的主要组成部分——肝细胞在短时间内大量损伤或死亡时，我的功能可能会受损，甚至完全衰竭，这正是医生所说的急性肝衰竭。在那种情况下，我可能无法执行日常的基本功能，如糖、脂肪和蛋白质的代谢，以及白蛋白和凝血因子的生产。体内毒素将开始积累，您可能会出现黄疸、凝血功能障碍、肝性脑病等症状。最糟糕的情况是，我不仅无法完成维持生命所必需的日常工作，还会连累我的邻居器官，比如肾脏，它们也可能功能衰竭，这将危及生命，甚至导致死亡。

78 出现哪些症状说明我受伤比较重？

请理解，作为您体内耐受性极强且行事低调的器官，我通常在轻微受损时选择默默忍受，不会向您发出警报。

若您出现以下症状，那便是我在向您发出求救信号，表明我已经遭受了较为严重的伤害：

- 极度乏力，仿佛力量被抽空。
- 皮肤和眼睛发黄，尿液颜色加深。
- 剧烈的恶心、呕吐、腹胀、皮肤瘙痒等。
- 牙龈出血、皮肤出现瘀斑，这表明我受伤后您的凝血功能受损。

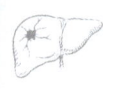

- 腹水甚至意识模糊，这可能意味着我的功能正在衰竭。

因此，这些症状一旦出现，便是我在提醒您：我已濒临极限！请立即就医！

79 哪些肝功能指标异常提示我的损伤严重？

请务必留意，若药物引发我急性损伤，您的化验报告单显示谷丙转氨酶（ALT）水平超过正常值上限3倍，并且总胆红素（TBil）水平超过正常值上限2倍，而碱性磷酸酶水平未升高或仅轻微升高，这绝非小事。这可能表明我的主要家庭成员——肝细胞正遭受严重损伤或坏死，存在导致我肝功能衰竭甚至急性肝衰竭的风险。

因此，这是一次紧急警报：我正处于极度危险之中！请立即前往医院就诊！

80 转氨酶升高但胆红素正常，反映了我的什么状况？

当转氨酶水平升高，而胆红素保持正常时，这可能表明我遭受了一定程度的损伤。然而，请放心，这种情况表明我的主要功能尚未受损，我仍能执行日常的基本任务。转氨酶的升高通常指示我的肝细胞遭受了损害，这可能是由药物、病毒或其他因素引起的。但是，胆红素的正常水平意味着我的"排毒"和"代谢"机制仍在正常运作，身体的"黄疸警报"尚未被触发。

然而，这并不表示您可以放松警惕。若转氨酶水平持续上升，我可能会承受过重压力，这将对我的主要功能产生不利影响。

因此，当发现转氨酶水平升高时，及时就医并查明原因至关重要，以便采取针对性的治疗措施，帮助我迅速恢复健康。

81 转氨酶下降但胆红素上升，是否表明我的伤势在好转？

这绝非吉兆！转氨酶水平的下降仅仅是一种表象，这可能暗示我的肝细胞几乎全部受损，无法再将转氨酶释放入血液；胆红素的急剧升高则是因为几乎没有肝细胞能够完成胆红素的基本代谢工作，这也从侧面反映出我的功能已经遭受了严重损害，这在医学上被称为"胆酶分离"现象。一旦出现这种状况，通常预示着极高的死亡风险。

82 哪些指标异常，说明我的功能受到了影响？

请记住，衡量我功能的指标并非只有您所熟知的转氨酶。转氨酶的升高仅表明我遭受了损伤，然而即便如此，我仍能维持正常运作，我的功能并未受损。但若以下这些指标出现异常，您就需要提高警惕了，因为这表明我所受的伤害已非常严重，以至于影响我的某些功能。

- 总胆红素水平升高，特别是直接胆红素升高。
- 白蛋白水平下降，这反映出我合成白蛋白的能力有所减弱。
- 凝血酶原时间（PT）延长，意味着我制造凝血因子的能力下降，进而影响了凝血功能。

> 我受伤后还能恢复正常吗？

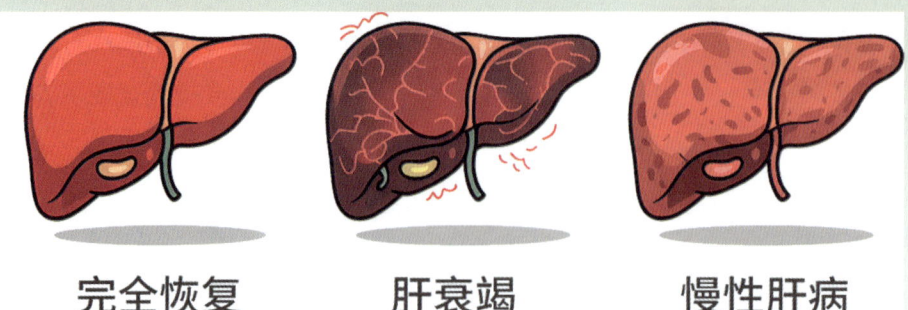

完全恢复　　肝衰竭　　慢性肝病

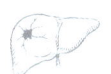

83 急性损伤后,我能完全康复吗?

请了解,我具备强大的自我修复和再生能力。因此,若药物导致我急性受损,只要迅速停用导致伤害的药物,对于大多数患者来说,我通常能在 6 个月内完全复原。那时,您的肝功能检查报告中的转氨酶指标将回落至正常范围。

然而,也存在一些特殊情况,如果药物对我造成了严重伤害,您的病情可能会加重或恶化,甚至可能导致我功能的衰竭,也就是您所熟知的肝衰竭。

此外,还有一种情况需要您注意,如果我急性受损后长时间无法恢复,持续不愈,那么最终可能会导致我慢性损伤,演变成慢性肝炎。

84 急性损伤会导致我的功能衰竭吗?

确实存在这种可能性。

如果在受伤后您继续使用导致伤害的药物,攻击我的因素持续存在,药物造成我的损伤太重,或我的自我修复能力不足以逆转那么重的损伤,那么可能会导致我的功能衰竭。一旦发生功能衰竭,患者的死亡率可能高达 42%,通常需要进行肝移植治疗。

如果您的实验室检查报告显示谷丙转氨酶超过正常值上限 3 倍、总胆红素超过正常值上限 2 倍,或者出现了黄疸症状,如眼黄、皮肤发黄、小便颜色加深等,那么您必须立即就医。因为大约有 10% 的患者可能会病情加重,最终导致我的功能衰竭。

过量使用感冒药中的对乙酰氨基酚是导致我功能衰竭的一个主要原因,此外,还有多种药物和保健品也可能引起同样的问题。

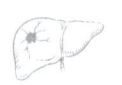

85 急性损伤在哪些情况下容易让我发展为慢性肝炎？

在经历急性损伤后的6个月或1年，如果您的实验室检查报告显示转氨酶水平仍未恢复正常，这可能意味着两种情况：一是我可能需要更长时间才能完全康复；二是我的急性损伤可能已经演变为慢性损伤，即转变为真正的慢性肝炎。

7%～13%的患者在急性损伤后会遇到这种情况，老年患者、血脂异常患者、急性损伤时损伤较重的患者，以及那些本身就有基础疾病的患者，他们转变为慢性肝炎的风险更高。

另外，如果在急性损伤时您的实验室检查报告显示碱性磷酸酶水平异常高，这可能表明存在胆汁淤积，这也增加了我慢性损伤的风险。

86 药物导致的慢性损伤是否会引发肝硬化？

并非所有患者都会如此，但确实存在这样的情况，一些患者可能会存在这样的风险。

不论何种原因，包括药物在内，一旦我遭受慢性损伤，就有逐渐硬化的潜在风险，并且部分功能可能丧失，即肝硬化。这是因为持续的损伤导致我的肝细胞家庭成员不断受损，炎症反复发作。在这种情况下，我的其他肝细胞成员会启动纤维化的修复机制。因此，持续的炎症和过度的纤维化最终导致我硬化。

医生可能会利用影像学技术（例如腹部超声、CT、MRI、肝脏瞬时弹性成像等）或肝穿刺来评估我纤维化和硬化的程度。

您是否了解甲氨蝶呤？该药物是导致我纤维化和硬化的典型例子。

87 药物会诱发我患上自身免疫性肝炎吗？

有可能。自身免疫性肝炎是由于免疫系统异常活跃，错误地将肝脏视为"外来入侵者"并发起攻击，导致持续性的肝脏损伤。在这一过程中，您的体内可能会产生自身抗体，例如抗核抗体。治疗这种疾病通常需要长期使用激素或免疫抑制剂。如果停止使用激素，肝脏的损伤可能会迅速复发。

在药物对我造成伤害时，情况变得相当复杂。特别是女性群体，在使用某些特定药物，例如甲基多巴、呋喃妥因、英夫利昔单抗等之后，有时会"引发"免疫系统的紊乱。这种紊乱不仅伤害了我，还促使您的体内产生自身抗体，这难道不类似于自身免疫性肝炎的症状吗？唯一的区别在于，经过治疗，我能够完全康复，无须长期依赖激素或免疫抑制剂。这种特定情况有一个专门的术语——药物诱导的自身免疫样肝炎。顾名思义，尽管它看起来像自身免疫性肝炎，但其根源在于药物。

另一部分患者则经历了不同的情况：药物不仅伤害了他们，还激活了免疫系统，导致身体的"防御部队"（即免疫系统）错误地将自身组织视为"敌人"，持续发起攻击，从而造成持续的伤害。这需要长期使用激素或免疫抑制剂治疗。在这种情况下，药物仅起到了触发作用，激活了免疫系统的错误反应，导致了持续的伤害。因此，他们的后续命运可能就是发展为自身免疫性肝炎。

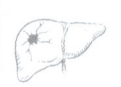

88 若药物使我的小胆管受损，会面临什么糟糕的情况？

如果我的小胆管遭受损伤，那将意味着我的"排水系统"出现了阻塞，导致我产生的胆汁无法顺畅地输送到肠道。您可能会遭遇胆汁淤积的某些症状，例如在化验单上，碱性磷酸酶（ALP）和 γ-谷氨酰转肽酶（GGT）的数值会升高。若阻塞严重，胆红素水平亦可能上升，同时可能会出现皮肤瘙痒、大便颜色变浅、皮肤和眼睛发黄、小便颜色加深等症状。请注意！若损伤严重到导致我的小胆管数量减少超过 50%，医生会诊断我患有"胆管消失综合征"，这是一种极为严重的状况，极有可能最终需要进行肝脏移植手术以挽救生命。请务必了解，硫唑嘌呤、雄激素、阿莫西林-克拉维酸钾、卡马西平、氯丙嗪、红霉素、雌二醇、氟氯西林、苯妥英、特比萘芬和复方新诺明等药物，均有导致我患上"胆管消失综合征"的风险。因此，在使用这些药物时，请务必对我多加关怀。

我受伤后应如何配合医生随访？

急性损伤	慢性损伤
6~12个月内定期复查	每3~6个月进行复查长期管理
	防止转为肝硬化

医生，我需要多久复查一次？

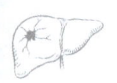

89 对于慢性损伤，应如何配合医生进行随访

若您因药物导致慢性损伤，您需要准备好进行长期的治疗和管理，与医生合作进行长期的定期复查。这是因为，即便您已经停止使用导致伤害的药物，由于长期受到慢性炎症的刺激，一些患者可能会继续出现我纤维化加重甚至向硬化方向进展的情况。

定期和长期的随访对医生来说至关重要，有助于及时评估您的病情是否在向硬化方向发展。医生可能会建议您每3～6个月进行一次随访，包括肝功能检查、甲胎蛋白检测、B超检查以及弹性超声检查（如FibroScan、FibroTouch）等项目，切勿认为这是件"麻烦事"。

90 对于急性损伤，应如何配合医生进行随访

如果药物导致我急性损伤，好消息是，有80%～90%的概率我都能完全康复。在康复过程中，我会先进入"恢复期"，其间您的肝功

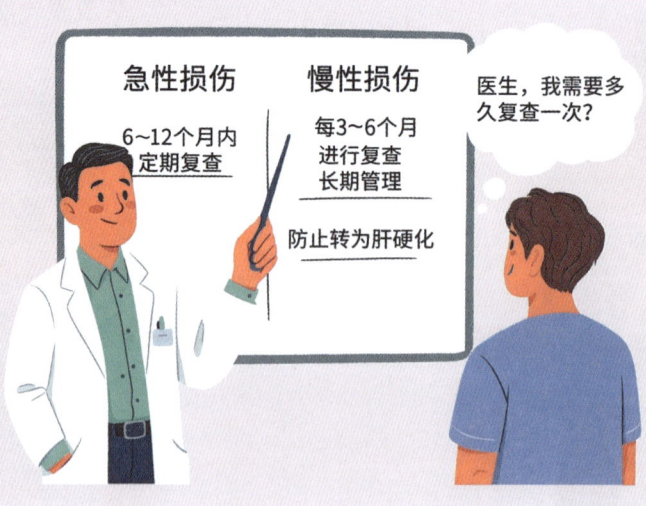

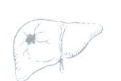

能指标可能会逐日改善,症状也会逐渐减轻。但是,请注意,在此阶段我尚未进入"保险期",可能还未完全恢复至正常状态。为了确保我已经完全恢复并真正进入"保险期",或为了确认我是否已从急性损伤转为慢性损伤,医生通常会建议您在停用护肝药物后进行至少 6 个月至 1 年以上的随访。

定期进行血液检查、避免损害肝脏的因素、保持健康的生活方式,并且在有问题时随时咨询医生。

请不要觉得麻烦,耐心地养护肝脏,才能预防未来的隐患!

您是否有过错误用药经历？

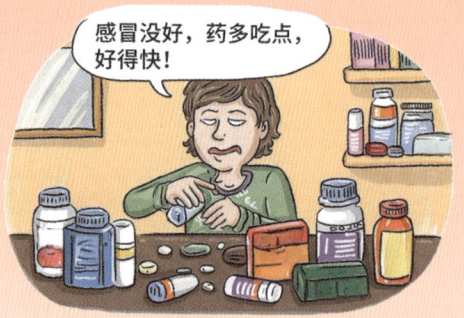

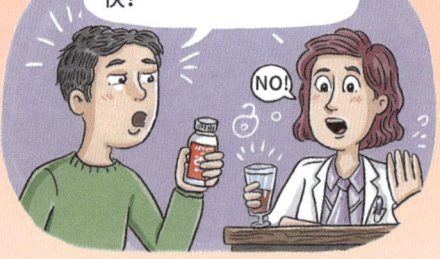

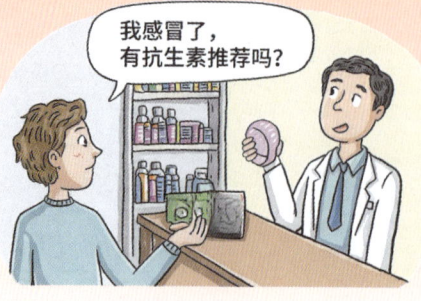

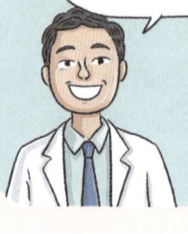

91 服药时能否用茶或果汁送服？

请避免使用茶、咖啡、果汁等饮品来送服药物。这是因为，为了方便而使用这些饮品送药，其中的儿茶酚、咖啡因等成分可能干扰药物在体内的代谢。例如，它们可能导致阿昔洛韦、喹诺酮类抗菌药物等在血液中的浓度升高，从而增加您的健康风险。此外，西柚汁等饮品也可能影响药物代谢，使免疫抑制剂、他汀类药物等在血液中的浓度上升，同样对您的健康构成威胁。因此，使用茶、咖啡、含酒精的饮料或果汁来服药是不恰当的，可能会对您的健康造成伤害。

92 "头孢和酒一同服用后果严重"是真的吗，哪些药物会有类似反应？

"头孢配酒，说走就走"——尽管这个说法有些夸张，但它确实基于科学原理。在服用特定药物后饮酒，可能会触发危险的"双硫仑样反应"。由于大多数头孢类药物的化学结构与双硫仑相似，饮酒时同时服用这些药物会干扰酒精的代谢过程，导致乙醇在体内积累，从而引起酒精中毒的症状。临床表现包括剧烈头痛、面部潮红、焦虑、心跳加速以及胸部不适，随后可能出现恶心、呕吐、眩晕、乏力、出汗、视力模糊、血压下降和呼吸困难等症状。在少数严重情况下，可能会导致意识丧失、惊厥、休克，甚至死亡。除了头孢类药物，甲硝唑、替硝唑、奥硝唑、硫酸沙丁胺醇、莫西沙星、呋喃唑酮、氯霉素、酮康唑和格列苯脲等药物也有引发双硫仑反应的风

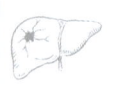

险。因此，为了您的健康，请务必记住：饮酒时不要服药，服药时不要饮酒！

93 服用感冒药时，哪些不良习惯可能伤我？

感冒药对我的伤害是完全可以避免的。然而，常见的不良用药习惯却常常让我伤痕累累，有时甚至付出生命的代价。这些不良习惯包括：

♛ 过量服用

感冒未愈，心急之下，自行增加剂量或在短时间内服用多种感冒药，却不知大多数感冒药含有对乙酰氨基酚，过量服用可能会对身体造成伤害。因此，务必牢记，在服用感冒药时，应避免药物叠加。

♛ 同时饮酒

请注意，酒精可能会增加感冒药物对身体的副作用。因此，务必牢记：饮酒时避免服用药物，服用药物时避免饮酒！

♛ 长期服用

复方感冒药含有多种成分，长期服用可能导致药物在体内累积，从而增加受伤的风险。因此，务必牢记，感冒药不宜长期使用，通常建议使用时间不超过5～7天。如果症状没有缓解或出现加重，应立即就医。

♛ 混合用药

将感冒药与退烧药组合使用可能构成危险，尤其是对于肝病患者而言。因此，务必谨记，应避免同时服用多种感冒和退热药物。

94 感冒咳嗽时能否自行服用抗生素，应如何确保安全用药？

感冒咳嗽时，不要自行服用抗生素！

👑 为何不建议自行服用抗生素

这是因为大多数感冒是由病毒引起的，而抗生素对病毒无效。滥用抗生素可能导致胃肠道不适、细菌耐药性增强、过敏反应等副作用，当然，也可能对自身健康造成损害。

👑 什么时候需要服用抗生素

只有医生确诊是细菌感染时，才需在指导下使用。

👑 如何安全使用抗生素

请务必遵照医生的指导，确保足量且完整地完成整个疗程；使用适当的液体来服用药物，避免使用牛奶、果汁、茶或咖啡等饮料；在开始治疗前，务必告知医生您正在服用的其他药物，以防止药物间的

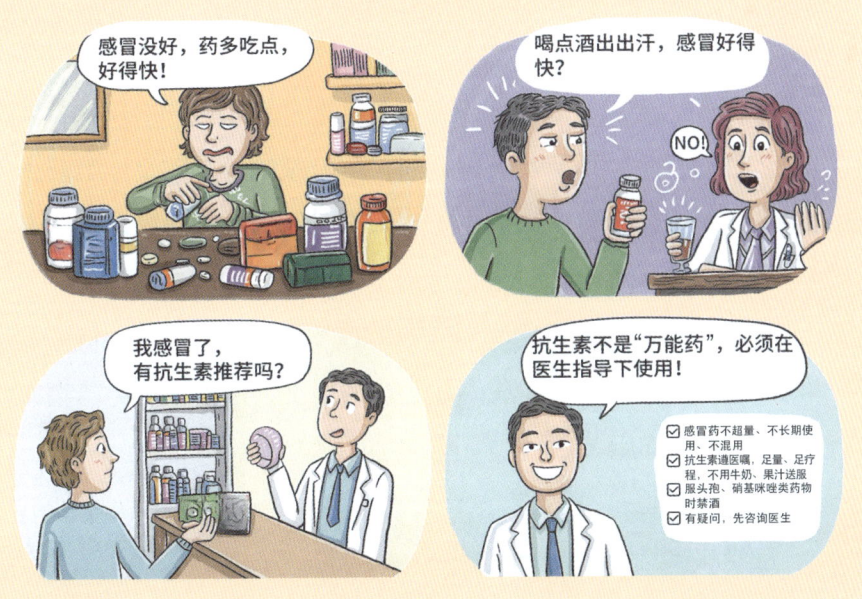

相互作用。例如，在服用红霉素期间，应避免同时使用对乙酰氨基酚，以免增加肝脏的代谢负担。

请务必牢记，在服用药物期间，特别是服用头孢类和硝基咪唑类药物时，必须严格避免饮酒以及摄入任何含有酒精的食品或药品。一旦出现皮疹、呼吸困难等不良反应，请立即寻求医疗帮助。

重要提示：抗生素绝非"万能药"，它们的使用必须在医生的指导下进行。若感冒症状持续不退，建议您及时就医，而不是自行服用药物。

95 西药和中草药可以一起用吗，需要注意什么？

不推荐同时使用西药和中草药。中草药的成分通常较为复杂，与西药并用时，可能会导致药物在体内发生相互作用，从而增加副作用的风险。

如确需同时服用，应注意以下细节。

- 避免同时使用可能增加伤害风险的西药和中草药。例如，西药中的对乙酰氨基酚、他汀类、异烟肼、甲氨蝶呤等，以及中草药中的雷公藤、黄柏、雄黄、朱砂等。若不确定是否可以同时服用，务必咨询医生。

- 中草药和西药的服用间隔应保持在1～2小时以上，特别是中草药汤剂与西药之间，至少应间隔2小时以上，以尽量避免药物在体内产生不良相互作用。

- 坚决不喝酒。

- 定期注意监测肝功能。

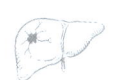

96 服用药物期间可以同时吃保健品吗？

如果您正在服用药物，特别是那些可能增加受伤风险的药物，建议不要随意添加保健品。这是因为保健品在体内可能与同时服用的药物发生相互作用，从而增加受伤的风险。对于正在使用他汀类药物、抗结核药物、解热镇痛药物等的患者来说，使用保健品时应格外小心。在服药期间，最安全的营养补充方法是尽量通过均衡饮食来获取所需营养素，避免不必要的保健品摄入。

如何养成合理用药习惯?

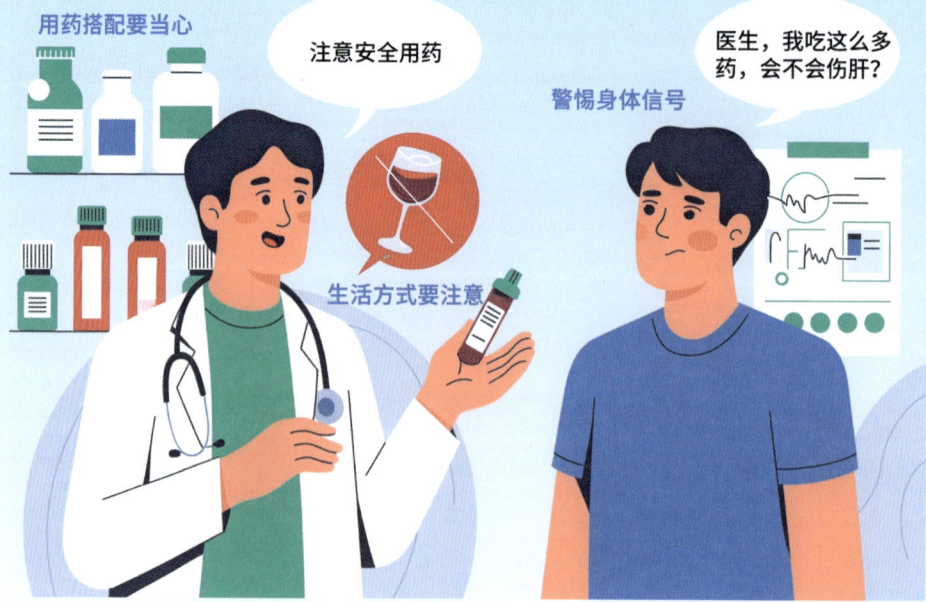

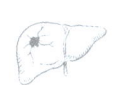

97 服用多种药物时，避免药物伤我的关键要点有哪些？

在需要同时服用多种药物的情况下，不同药物在体内可能会相互作用，产生不良反应。请务必注意以下几点防护措施：

♛ 用药搭配要当心

请避免同时使用多种可能对肝脏有害的药物。如果必须进行联合用药，请务必定期检查肝功能。

♛ 生活方式要注意

请避免饮酒，以免加重我的负担，特别是在您正在服用他汀类药物、抗结核药物或抗生素期间。同时，请谨慎使用保健品和中草药，因为某些标榜为"护肝"的产品实际上可能会增加我受伤的风险。

♛ 服药规范要遵守

请严格按照说明书或医生的指导服用药物，切勿自行增加剂量或

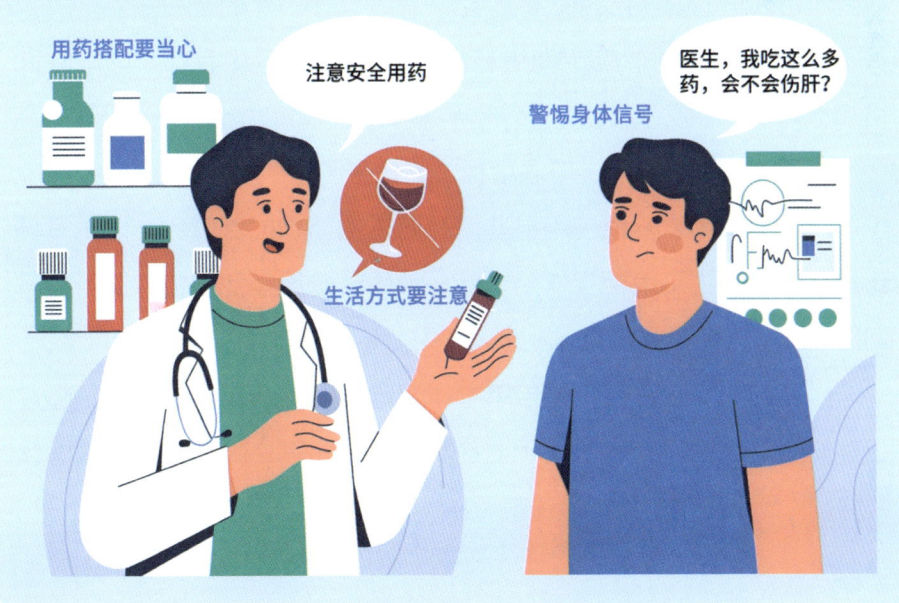

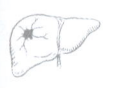

延长治疗周期。建议使用药盒进行分装，以避免遗漏或重复服药。

♛ **警惕身体信号**

如果出现乏力、黄疸、尿色深等，立即就医。

98 服用他汀类药物时，应该如何预防我受伤❓

在使用他汀类药物的患者中，大多数仅出现转氨酶轻微升高，且通常无明显症状，这通常不会影响继续治疗。实际上，一些患者在继续用药后，转氨酶水平可以自行回落至正常范围。因此，真正导致严重伤害的发生率总体而言是较低的。

预防他汀类药物伤我，建议您：

- 在用药前进行肝功能检查，以掌握我用药前的健康状况，并确认我是否因其他因素已经受到伤害。
- 在用药期间，应定期进行监测。若出现不适症状，可以立即得知。
- 避免饮酒，以减少与酒精相关的伤害风险。
- 合理用药，避免使用那些可有可无的药物或保健品，以防多种药物在体内产生不良相互作用。若必须同时使用其他药物，请务必咨询医生或临床药师的意见。
- 在您的实验室检查报告单中，若监测到 ALT 或 AST 水平超过正常值上限 5 倍，或者出现明显症状，应立即停止服药，并寻求医疗帮助。

99 服药前，应关注药品说明书的哪些重要信息？

说明书至关重要。在服用药物前，请务必仔细阅读，并特别留意以下内容。

♛ 是否适合我

审视"适应证"，明确该药物用于治疗何种疾病；查阅"禁忌证"，了解在哪些情况下不宜使用。

♛ 如何确保服用安全

仔细阅读"用法用量"部分，了解适宜的摄入量、摄入频率以及持续时间；同时，关注"注意事项"中的内容，以掌握是否需要定期进行肝功能检查、是否可以饮酒等相关信息。

♛ 可能出现的问题

请关注"不良反应"部分，留意与肝损伤相关的警示（例如黄疸、肝酶水平升高）；同时查看"警示症状"，了解哪些不适症状出现时应立即停止用药。

♛ 特别提示

请仔细阅读"药物相互作用"部分，以确认与您正在服用的其他药物是否存在冲突，以及它们是否会在体内产生不良的相互作用；同时，也请关注"特殊人群用药"部分，了解老年人、孕妇及儿童在用药时的特别注意事项。

100 药物过期或储存不当还能使用吗，会不会带来额外风险？

避免使用过期药品，因为它们可能已经变质，药品的性质可能发

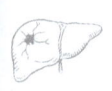

生改变。在这种情况下，药物治疗的效果可能会降低，同时，使用过期药品还可能增加不良反应或毒副反应的风险，甚至有可能对健康造成伤害。

我想向您强调的是，即便药品尚未超出保质期，在不适宜的储存条件下，它们仍可能发生降解或化学变化，导致提前失效。例如，高温或潮湿的环境可能促使某些药物产生有害物质。因此，若储存条件不符合标准，药物可能在有效期内就已失去效力或产生有害成分。服用这些已经变质的药物，可能会加重我的负担，甚至对我造成伤害。因此，必须严格按照药品说明书上的要求储存药物，确保满足避光、密闭等环境条件。在用药前，请务必检查药品的有效期，以避免使用那些可能已经变质的过期药物。

101 经常熬夜、应酬或饮酒较多，能否用护肝保健品预防我受伤？

经常熬夜、应酬喝酒，许多人希望通过服用护肝保健品来预防肝脏受损。这种想法虽然出发点是好的，但现实情况却有些严酷。目前，并没有充分的科学证据证明护肝类保健品能够有效防止肝脏受伤。实际上，某些保健品甚至可能适得其反，不仅加重肝脏的负担，还可能导致直接的伤害。要真正保护肝脏，最可靠的方法还是改变不良的生活习惯。减少熬夜，让肝脏也能得到充分休息；控制饮酒量，甚至戒酒，以减轻肝脏的负担。如果您担心肝脏健康出现问题，请定期前往医院进行检查，并遵循医生的专业指导，这才是正确的做法。

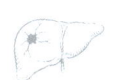

102 服药时，应如何自我监测以尽早发现潜在伤害？

在需要服用药物时，务必仔细阅读药品说明书。若药物存在潜在的副作用，服药期间应保持警惕，并学会自我监测以确保身体未受到伤害。首先，注意自己是否出现乏力、食欲减退、厌油腻等症状，这些都是身体发出的警告信号。其次，观察眼睛和皮肤是否出现黄染，尿液颜色是否加深，以及大便颜色是否变浅甚至呈现陶土色，这些可能是肝脏功能异常的警示。此外，按照医生的建议定期进行肝功能检查，以便及时发现并解决问题，确保健康。

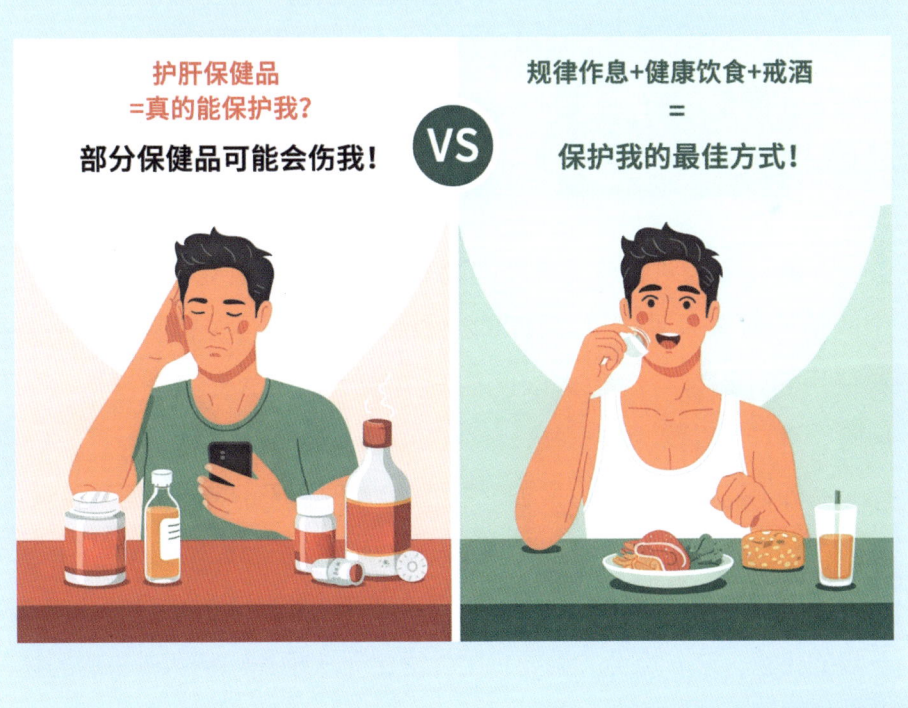

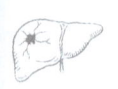

103 如果某种药物曾经导致我受伤，还能再次服用该药物吗❓

这取决于以下两种情况。

- 第一种情况，如果这种药物的副作用与剂量相关，例如过量摄入对乙酰氨基酚，那么在确保下次使用时剂量处于安全范围内，该药物仍然是可以使用的。

- 第二种情况，如果药物对我的伤害可能与您的特殊体质有关，并且首次使用就导致了严重的伤害，例如胆红素水平升高，出现黄疸等症状，那么，请绝对避免再次使用该药物。因为，重复使用可能会导致对我造成更迅速、更严重的损害，甚至可能引起功能衰竭，如肝衰竭。您看，后果是极其严重的。即使您认为上次对我的伤害并不严重，您的原发病症需要使用这种药物，而且没有更佳的替代品，也请务必先与医生沟通，让专业人员进行评估，切勿自行决定。

在面对可能对我造成伤害的两种情况时，您可能难以区分。一个简便的方法是，一旦某种药物曾经伤害过我，请您坚决避免再次使用它，这样可以最大限度地减少该药物再次对我造成伤害的风险。

另外，需要提醒您，每次前往医院就诊时，无论您患有何种疾病，都应主动向医生说明您的药物过敏史以及曾经引起过敏的药物名称。这样做可以避免医生无意中再次开具这些药物，从而防止对您造成进一步的伤害。这一点至关重要！因为医生无法预先知晓您过去的药物过敏经历。

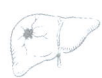

104 肝肾功能不全的患者，怎样做才能避免药物伤我❓

对于肝肾功能不全的患者而言，服药时必须格外谨慎，因为不当的用药可能会加剧病情。首先，患者切勿自行服用任何药物，无论是西药、中草药还是保健品，都应先咨询医生的意见。其次，在就医时，务必主动向医生说明我和我邻居——肾脏的状况，以便医生在开药时能够充分考虑，避免使用可能损害我们功能的药物，并尽可能选择对我们的健康更为适宜的药物。这里有一个小秘密，医生一旦了解我们的功能不全，通常会根据实际情况调整药物剂量。切记，不可自作主张增加药量以期更快康复，这可能会给我们的身体带来额外的负担，导致更严重的伤害。另外，在服药期间，必须遵照医生的指示定期检查肝肾功能。

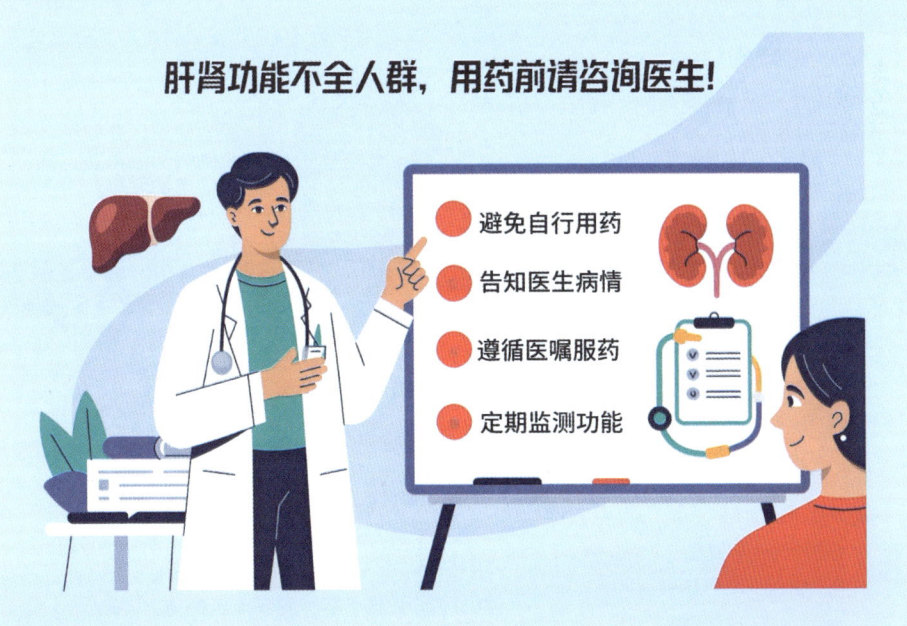

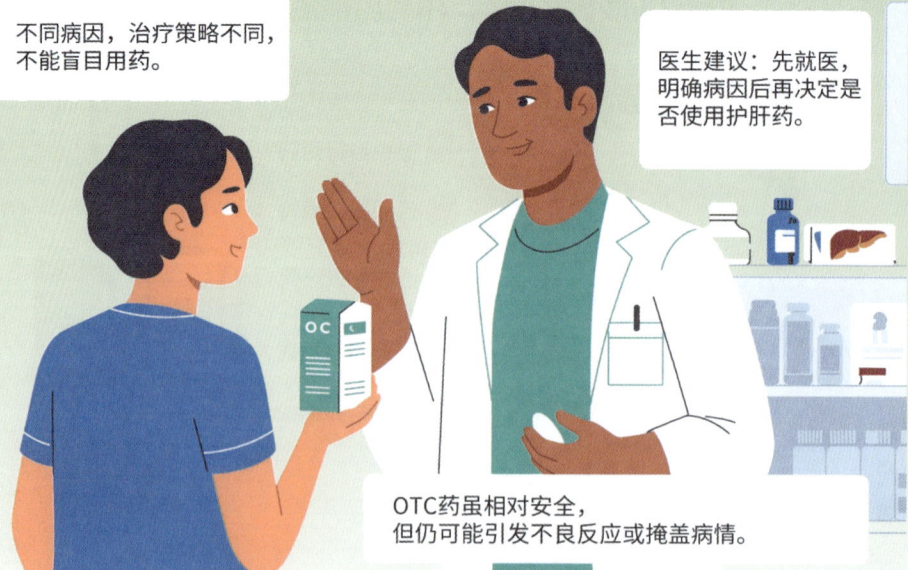

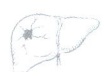

105 若药物伤我，治疗措施有哪些❓

药物对我造成的伤害，无论是急性的还是慢性的，关键的治疗步骤是迅速识别并停止使用造成伤害的药物。务必牢记，只有停止使用这些有害药物，我才能逐渐恢复。此外，医生会根据我受伤的严重程度和预估的恢复情况，开具一些护肝药物来促进我的康复。

在康复期间，您需要调整生活习惯。请避免饮酒和摄入可能对我造成伤害的食物及药物。在这一阶段，尽量减少非必需的西药和中草药的使用，也不要急于服用保健品，以免增加我的负担。维持均衡饮食，多摄取新鲜蔬菜和水果；保持规律作息，避免熬夜，确保睡眠充足。适量的运动同样重要，可选择散步、瑜伽等轻松的活动，避免过度劳累。此外，别忘了定期配合医生到医院进行随访，以确保我已完全康复。

106 什么情况下，必须立即停用伤我的"凶手"药物❓

不论药物治疗原发病有多有效，一旦出现以下情况，必须立即停止用药，否则可能会对我造成更严重的伤害，甚至引发严重后果。

♛ 出现黄疸

如果发现皮肤和眼睛的巩膜变黄，或者小便颜色加深，这可能是我伤害严重的警示信号，应立即停药并寻求医疗帮助。

♛ 出现皮疹、瘙痒、发热

这表明您的身体对药物产生了过敏反应，此时免疫系统也参与了

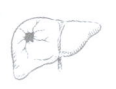

对身体的伤害过程，可能会导致严重后果，包括死亡。因此，必须立即停止使用该药物。

♛ **出现非常明显的疲劳、恶心、呕吐等症状**

说明我的受伤可能比较严重，必须立即停药。

♛ **肝功能指标非常高**

例如，谷丙转氨酶（ALT）和谷草转氨酶（AST）的水平急剧上升，超过正常值上限 8 倍；或者谷丙转氨酶（ALT）和谷草转氨酶（AST）的水平超过正常值上限 5 倍，并且持续超过 2 周；又或者谷丙转氨酶（ALT）的水平超过正常值上限 3 倍，总胆红素的水平超过正常值上限 2 倍。

107 哪些情形需要采用激素治疗，能否避免使用？

这里所说的激素特指糖皮质激素。您可能对激素有所了解，它们能够治疗多种疾病，尤其是那些由免疫系统异常活动引发的疾病，例如过敏反应和某些自身免疫性疾病。然而，激素的作用犹如一把"双刃剑"，在治疗疾病的同时，也可能引发一系列副作用，包括增加感染风险、血糖和血压升高、骨质疏松以及消化道出血等问题。因此，经验丰富的医生在使用激素治疗时，会仔细权衡其利弊。通常，医生在决定是否采用激素治疗时会非常谨慎，有时甚至会感到纠结。

至此，您应该已经明白了，在药物对我造成伤害后，医生通常不会立即使用激素治疗。然而，如果医生评估认为，在伤害我的过程中，药物极有可能通过激活免疫系统而对我发起攻击，并且当有明确的证据支持这一点时，例如出现了过敏反应或检测出自身抗体阳性，那么在这种情况下，医生可能会考虑使用激素进行治疗。

108 若转氨酶轻度升高，常用的护肝药物有哪些？

如果我遭受的伤害较轻微，谷丙转氨酶（ALT）和谷草转氨酶（AST）仅呈现轻度或中度上升，那么多种护肝药物可能有助于我的康复。这些药物包括甘草酸类（如甘草酸二铵、复方甘草酸苷等）、水飞蓟素类（如水飞蓟素、水飞蓟宾、水飞蓟宾葡甲胺等）、多烯磷脂酰胆碱、谷胱甘肽等。此外，这些药物通常具有较高的安全性，其中一些还是非处方药。因此，在我受伤较轻的情况下，医生可能会倾向于使用这些药物进行治疗。

109 若转氨酶显著升高，常用的一线护肝药物有哪些？

当谷丙转氨酶（ALT）和谷草转氨酶（AST）水平显著升高时，目前一线的护肝药物主要有两种选择。

静脉注射用的异甘草酸镁

- 作为第四代甘草酸制剂，它具备抗炎、保护肝细胞膜以及改善肝功能的多重功效，是目前唯一获得国家药品监督管理局批准、用于治疗急性药物性肝损伤适应证的药物。

口服药物双环醇片

- 它能够减轻肝脏的炎症反应和氧化应激损伤、稳定肝细胞膜、抑制肝细胞凋亡和坏死等，在临床长期应用和多个随机对照试验中已证实能有效降低转氨酶水平，促进肝功能恢复。

因此，根据我的具体情况，医生可能会选择这两种药物中的一种作为首选治疗方案。

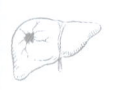

110 若我受伤，可以治疗我的中草药有哪些？

中草药无疑是一个巨大的宝藏。目前市面上许多护肝药物，例如甘草酸类药物和水飞蓟素类药物，都是源自植物提取。一些中成药，如护肝片和五灵胶囊/丸，在我遭受轻微伤害时，可能对恢复有所帮助。此外，在我受伤较重，胆红素水平升高，甚至出现黄疸的情况下，中草药茵栀黄亦可能是医生的治疗选择之一。

111 若碱性磷酸酶或 γ-谷氨酰转肽酶升高，常用的护肝药物有哪些？

碱性磷酸酶（ALP）和 γ-谷氨酰转肽酶（GGT）是胆系酶谱的关键指标。当这些酶的水平升高，无论是单独还是同时出现，都可能暗示胆道系统出现了阻塞。在这种情况下，医生可能会考虑使用熊去氧胆酸（UDCA）或腺苷蛋氨酸（SAMe）进行治疗。这些药物通过调节胆汁酸代谢和增强胆汁流动性，有助于缓解胆道阻塞，改善胆汁淤积状况。这两种药物广泛用于治疗由不同原因引起的胆汁淤积，包括药物引起的胆汁淤积。此外，值得一提的是，这两种药物都具有较高的安全性。

112 如果我受伤较轻，能否自行购买非处方护肝药？

建议您谨慎行事。虽然您的伤势相对较轻，但请不要忽视，导致

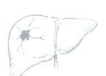

我受伤的原因多种多样,包括不良的生活习惯(如熬夜、饮酒等)引发的酒精肝、脂肪肝,以及病毒性因素,当然,药物也可能是一个原因。由于不同病因对我的影响各异,治疗策略也必须因病而异。在未明确具体病因的情况下自行用药,可能会掩盖实际病情,导致诊断和治疗的延误。此外,您应该了解,尽管非处方药(OTC)通常被认为是安全的,但并非完全没有风险,不恰当的用药同样可能引起不良反应。

所以,即便我受伤较轻,还是建议您先就医,明确病因和病情后,在医生指导下决定是否用药及选择何种药物。除非是病因已经明确,医生也认为目前的 OTC 护肝药是合理的治疗方案,您才可以去自行购买。

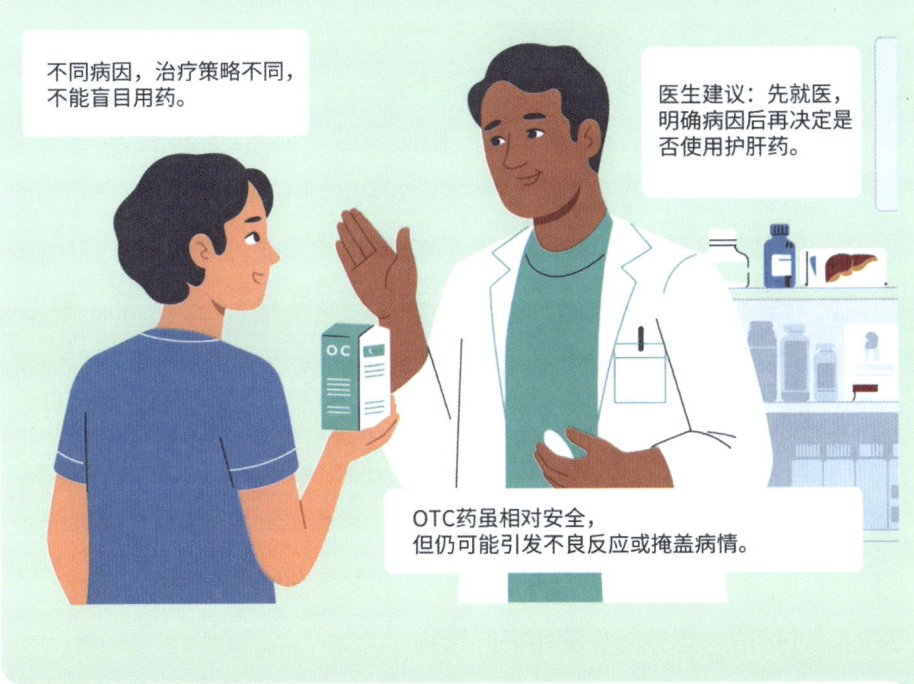

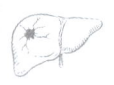

113 多用几种护肝药物，是否恢复得更快？

答案是否定的！请理解，一旦药物对我造成伤害，治疗的关键在于及时停止使用那些有害的药物。虽然希望借助多种护肝药物来加速恢复的想法很常见，但期望通过"1+1＞2"的方式获得更好的疗效，目前尚缺乏充分的科学依据。换句话说，同时使用多种护肝药物并不能显著加快我的康复过程。此外，盲目地叠加使用护肝药物还可能带来重复用药的风险，增加不良反应的可能性，无形中加重了我的代谢负担，反而可能延缓我的康复。

114 服用护肝药物能否降低我的受伤风险？

通常情况下，无须担忧。原因如下：

- 尽管众多药物存在潜在的肝损伤风险，部分药物的风险较高，但这并不等同于使用这些药物后一定会对我造成伤害。
- 我自身具备强大的解毒和自我修复功能，能够应对日常的代谢挑战。只要您保持健康的生活方式，例如均衡饮食、适度运动、避免熬夜和过度饮酒等，我通常能够维持正常运作，无须额外的护肝药物来预防损伤。
- 目前，关于预防性使用护肝药物以降低损伤风险的证据尚不充分。仅在特定情况下，例如结核病或肿瘤患者，在首次用药后仅引起轻微损伤，并且原发病治疗效果显著，且需要继续使用相同的治疗方案时，才可能考虑预防性使用护肝药物。

115 如果患有乙型肝炎，是否需要进行预防性抗病毒治疗？

如果我的体内潜伏着乙型肝炎病毒，通常情况下，您所服用的药物并不会对这些病毒产生显著影响。然而，在使用某些特定药物时，可能会对潜伏的乙型肝炎病毒产生重大影响，导致病毒重新激活并对我造成严重伤害。实际上，已有案例显示，这可能导致严重的伤害甚至死亡。您看，这后果是不是很严重？幸运的是，如果您提前服用针对乙型肝炎的抗病毒药物，可以完全避免我因此受到伤害。

因此，请务必留意，在您需要使用某些特定药物之前，务必向医生透露是否存在乙型肝炎的问题。当然，医生也会主动进行相关检查，以确认您的体内是否潜伏着乙型肝炎病毒。一旦确诊为乙型肝炎病毒携带者或感染者，医生将预防性地为您开具抗病毒药物，例如恩替卡韦、替诺福韦酯、丙酚替诺福韦或艾米替诺福韦等。

请牢记，以下这些特定药物（主要用于治疗肿瘤和风湿性疾病）可能会触发体内潜伏的乙型肝炎病毒，导致乙型肝炎复发。

- 抗CD20单克隆抗体：利妥昔单抗、奥法木单抗、奥比妥珠单抗。
- 造血干细胞移植（同种异体和自体）。
- 中、高剂量糖皮质激素治疗。
- 抗TNF药物：阿达木单抗、英夫利昔单抗、戈利木单抗、赛妥珠单抗、依那西普。
- 蒽环类：阿霉素、表阿霉素、柔红霉素等。
- 免疫检查点抑制剂：① 抗PD-1，即纳武单抗、派姆单抗。② 抗PD-L1，即阿替利珠单抗。③ 抗CTLA-4，即伊匹木单抗。

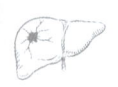

- 酪氨酸激酶抑制剂：伊马替尼、尼罗替尼、达沙替尼、厄洛替尼、吉非替尼、奥希替尼、阿法替尼等。

注意事项：在进行抗病毒治疗期间，建议每 3～6 个月定期随访复查病毒载量和肝功能。切记，切勿自行中断抗病毒药物的使用！

116 一旦我出现功能衰竭，医生会采取哪些药物治疗措施？

如果我的功能出现衰竭，那意味着我遭受了极其严重的伤害。在这种情况下，医生会采取药物抢救措施，并根据具体的病因和病情来制订治疗方案。核心治疗内容包括以下几个方面。

病因治疗

请立即停止使用可能对我造成伤害的药物，例如过量的对乙酰氨基酚。在这种情况下，医生会采用解毒剂——N-乙酰半胱氨酸进行治疗。

脑水肿与肝性脑病

医生会采用乳果糖来减少肠道对氨的吸收，使用门冬氨酸鸟氨酸来治疗高血氨症，而在必要情况下，可能会使用甘露醇等药物来降低颅内压。

凝血异常

补充维生素 K、输注血浆或凝血因子等。

感染防控

抗菌药物控制感染，避免脓毒症。

营养支持

补充白蛋白、纠正低血糖及电解质紊乱等。

117 肝衰竭可以用人工肝治疗吗，人工肝治疗还适用于哪些情况❓

确实，人工肝在功能衰竭的治疗中扮演着至关重要的角色。鉴于我目前无法执行基本的生理功能，人工肝能够通过血液净化技术（包括血浆置换和吸附）临时接管我的解毒和代谢职责，从而为我的组织修复和再生或最终的器官移植赢得宝贵时间。应用得越早，效果通常越显著。因此，人工肝被誉为"生命桥梁"，特别适合那些有恢复潜力或正在等待器官移植的患者。然而，需要明确的是，尽管人工肝能够提供支持，但它并不能修复已经发生的损伤。如果我的自身修复能力不足，最终可能还是需要进行器官移植。

让我告诉您，除了在功能衰竭的情况下，还有其他一些状况也可以使用人工肝治疗。例如，我的邻居（肾脏）衰竭、急性药物或毒物中毒，以及那些经历"细胞因子风暴"的重症患者等。

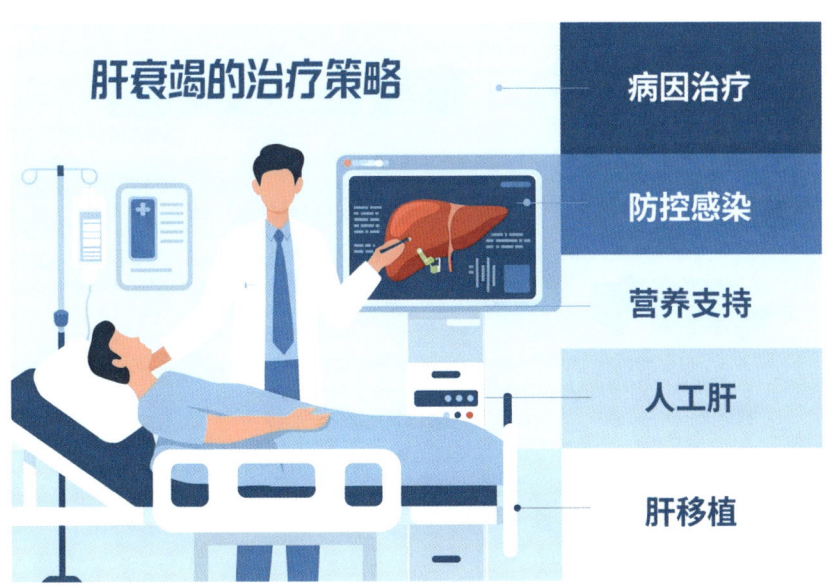

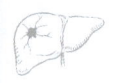

118 一旦出现肝衰竭,是否有必要进行肝移植?

这取决于我是否有可能从严重的伤害中恢复。当伤害达到一定程度,我自身启动的再生修复程序无法使我恢复,以维持我的基本工作和功能时,那么,由于生命受到威胁,肝移植可能是唯一能够挽救我的措施,成为治疗我功能衰竭的终极手段。因此,用药必须谨慎,并且要定期监测,以避免我遭受如此严重的伤害。

抗结核药伤我的防治秘籍有哪些?

这些朋友,请对我温柔一点!

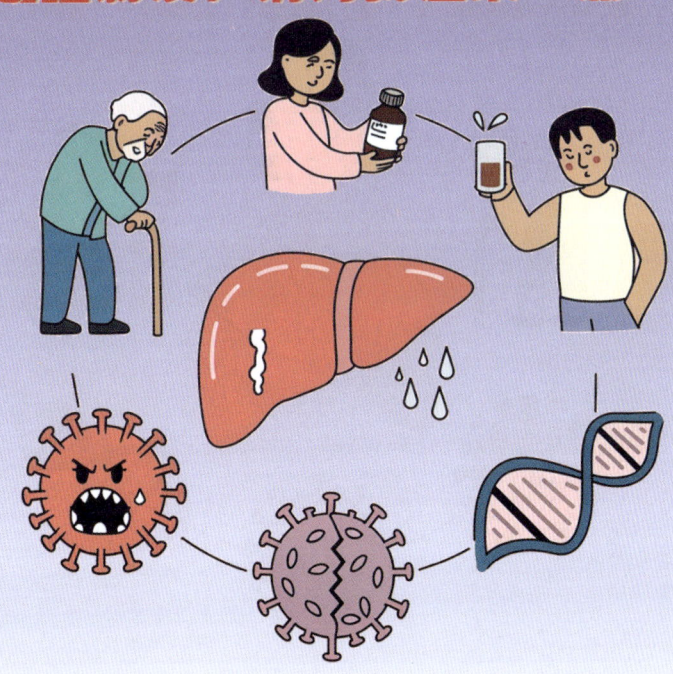

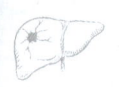

119 哪些抗结核药更容易伤到我？

如果结核病患者有以下特征，我的压力会特别大。

♛ **携带乙型肝炎/丙型肝炎病毒**

这些病毒早已在我体内扎根，一旦服用抗结核药物，我可能会面临"双重打击"。

♛ **营养不良**

缺乏蛋白质就像让我饿着肚子打仗，解毒能力直线下降。

♛ **爱喝酒**

酒精早就把我的细胞泡得蔫巴巴的，药物再来就是雪上加霜。

♛ **老年**

年纪大了，我的代谢速度就像老牛拉破车，药物容易堆积。

这些朋友，请对我温柔一点！

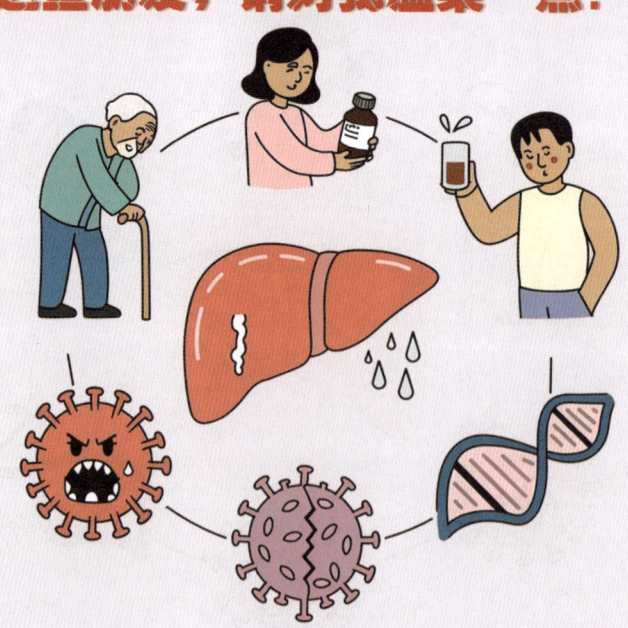

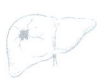

♛ 女性
雌激素让我对某些药物更敏感（如异烟肼）。

♛ 同时吃其他药物
如退热药、抗癫痫药，会和我抢解毒通道。

♛ 基因特殊体质
有些人天生分解药物的"流水线"效率低，毒素容易堆积。

120 抗结核药通常在什么时候会伤到我？

大多数伤害发生在我与抗结核药物初次接触的时期。最初的2个月是高风险期，特别是在服药后的2～4周内，就像新入职的员工在岗位上手足无措，我经常在这段时间感到极度疲惫，仿佛"罢工"一般。但请不要误以为度过这2个月就万事大吉了！一些慢性损伤可能悄无声息地累积数月后才突然显现。如果出现食欲不振、皮肤发黄或尿液颜色加深至浓茶色，即使服药已有半年，也应立即进行检查！请记住：我受伤的时刻没有所谓的"安全期"，定期检查才是确保安全的关键。

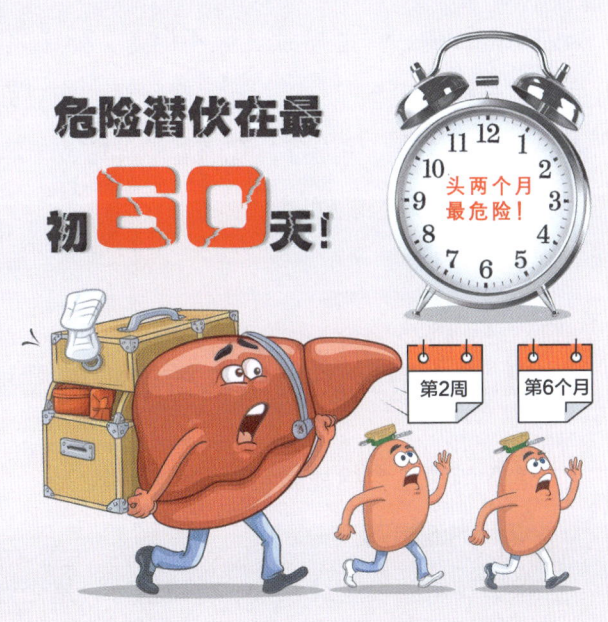

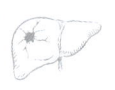

121 抗结核药伤我后治疗效果好吗，是否会造成功能衰竭？

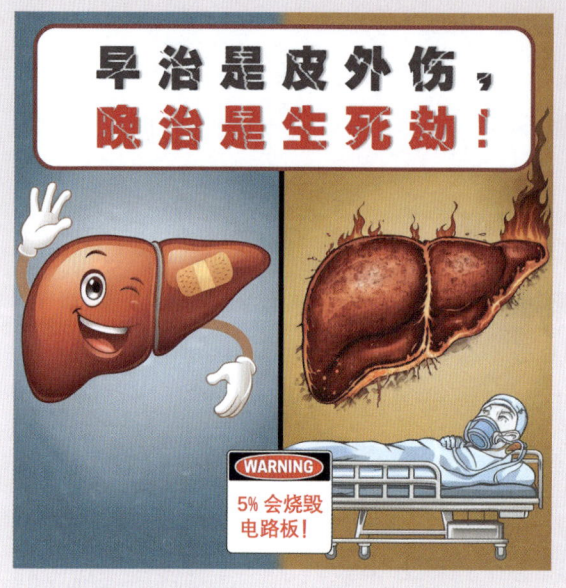

好消息是，90%的患者若能及时发现病情，均有望康复，就像皮肤外伤经过治疗后可以愈合。然而，如果将我逼至极限，情况就会变得严重。大约5%的患者可能会出现急性肝衰竭，这就好比我的电路板被烧毁，亟须紧急抢救。特别是当患者出现昏迷、凝血功能障碍、黄疸持续3天不退时，死亡风险极高！因此，切勿认为"忍一忍就没事了"，一旦发现异常，应立即停药并寻求医疗帮助。请记住：早发现、早治疗，我还能陪伴您数十年；若一味硬撑，即便是移植手术，也未必能挽回。

122 开始进行抗结核治疗前需要做哪些检查？

治疗前医生会给我做全面"体检"。

血液检查

检查转氨酶、胆红素等"健康指标"是否处于正常范围。

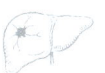

♛ 肝炎病毒筛查

查乙型肝炎表面抗原、丙型肝炎抗体，揪出潜伏的病毒敌人。

♛ 肝脏 B 超

利用超声波技术进行肝脏检查，以确定是否存在脂肪肝、肝硬化等潜在问题。

♛ 肾功能检查

肾脏是我的排毒搭档，它的状态影响药物代谢。

♛ HIV 检测

免疫力低下的人更容易被我误伤。

♛ 基因检测（有条件时）

查 NAT2 等基因，预判我的代谢能力。

这些检查就像战前侦察，帮医生制订最安全的作战方案！

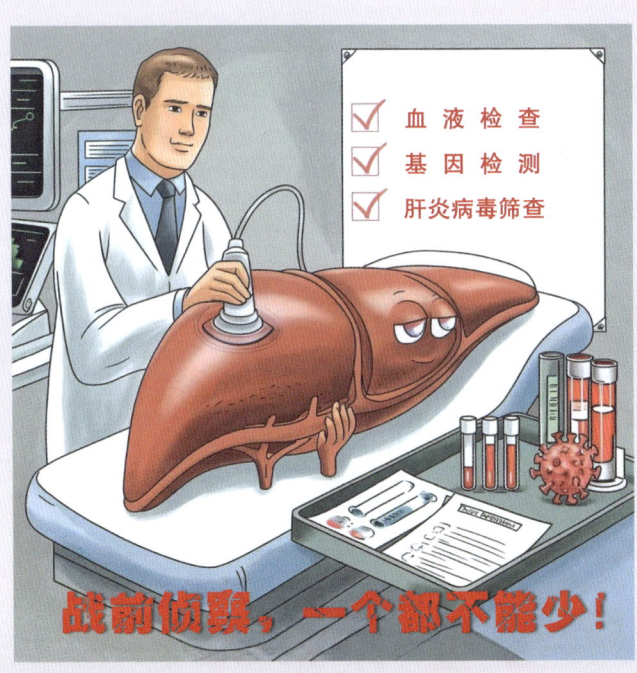

战前侦察，一个都不能少！

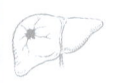

123 抗结核治疗期间，应该如何监测肝功能

♛ **常规监测节奏**

- 第 1 个月：每周抽血查肝功能。
- 第 2～3 个月：每 2 周检查一次。
- 之后：每月检查。

♛ **高危人群（老年人/肝病患者）要加倍小心**

在最初的 2 周内，建议每 3 天进行一次检查，之后则改为每周检查一次。请牢记：在检查前 3 天内避免饮酒和熬夜，以免影响数据的准确性。如果检测结果显示转氨酶超过正常值上限 3 倍，或者胆红素超过正常值上限 2 倍，必须立刻停止服药！不要因为节省检查费用而忽视了健康，毕竟这比汽车维修保养要便宜得多。

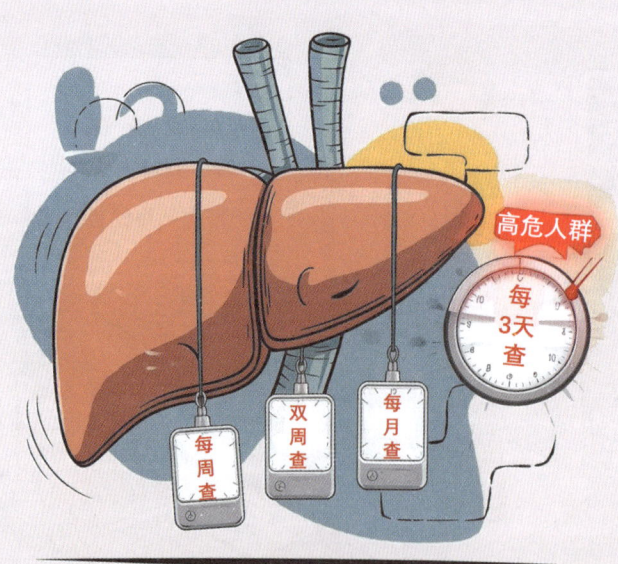

定时给我做体检，数值不骗人！

124 抗结核治疗期间，哪些症状可以判断我可能受伤了？

切勿仅凭症状判断！在疾病的早期阶段，我就像处于静音模式——转氨酶水平已经飙升至 200 U/L，而你可能依旧活力四射。一旦出现恶心、厌食油腻、尿液变黄、眼白泛黄等警示信号，这表明肝脏损伤已超过 70%！更令人担忧的是，有些人可能会突然出现高热、皮疹（过敏反应），或者极度疲劳、意识模糊（肝衰竭的前兆）。请记住：症状仅是最后的警告，定期体检才是预防的关键！

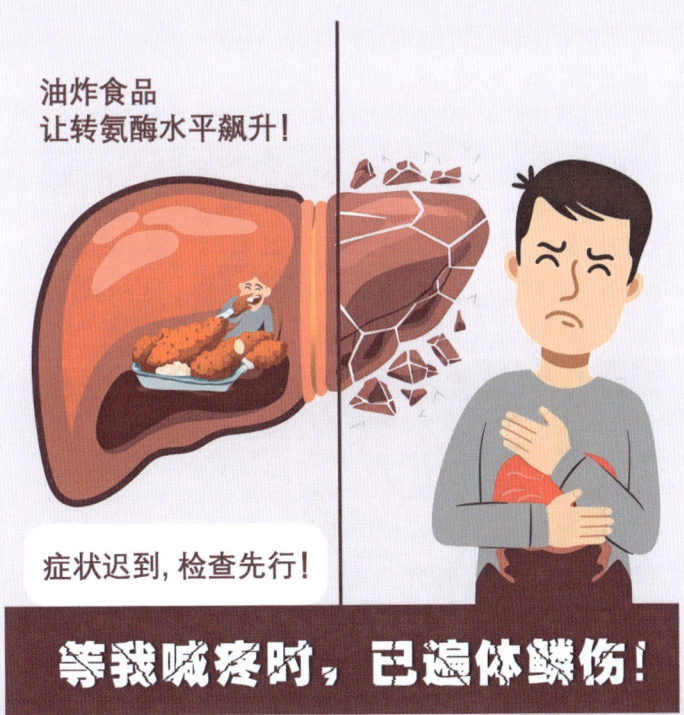

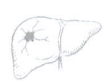

125 抗结核治疗期间，若出现肝功能异常，一定是抗结核药物导致的吗？

不一定！至少有5个"背锅侠"。

- **病毒性肝炎**：乙型肝炎/丙型肝炎病毒可能刚好复发。
- **酒精**：治疗期间偷偷喝酒。
- **其他药物**：比如同时服用的降脂药、抗生素。
- **自身免疫性肝炎**：免疫系统突然"造反"。
- **胆道疾病**：胆结石堵塞胆汁通道。

医生会像侦探一样仔细排查：检查肝炎病毒、询问饮酒史、查看用药记录，必要时进行肝脏穿刺。不要急于让抗结核药物承担全部责任，误诊可能会延误对真正病因的发现。

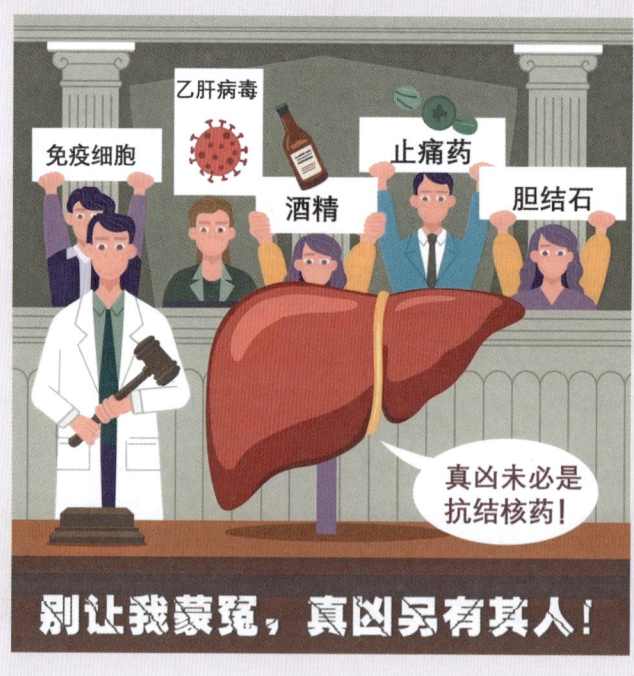

126 抗结核治疗期间，若出现肝功能异常，需要主动和医生沟通哪些内容？

请准备以下所需信息：

♛ **服药日记**

精确到每种药的名称、剂量和服用时间。

♛ **异常时间线**

什么时候开始不舒服？检查结果变化趋势？

♛ **其他用药情况**

保健品、中草药、止痛片都不能遗漏。

♛ **饮酒记录**

包括药酒、醪糟等含酒精食物。

♛ **既往肝病史**

童年时期是否患有肝炎？是否存在脂肪肝的情况？家族中是否有肝病史？

♛ **近期生活变化**

是否曾经有过暴饮暴食的行为？是否接触过有害物质？

哪些信息能帮医生快速锁定"真凶"?

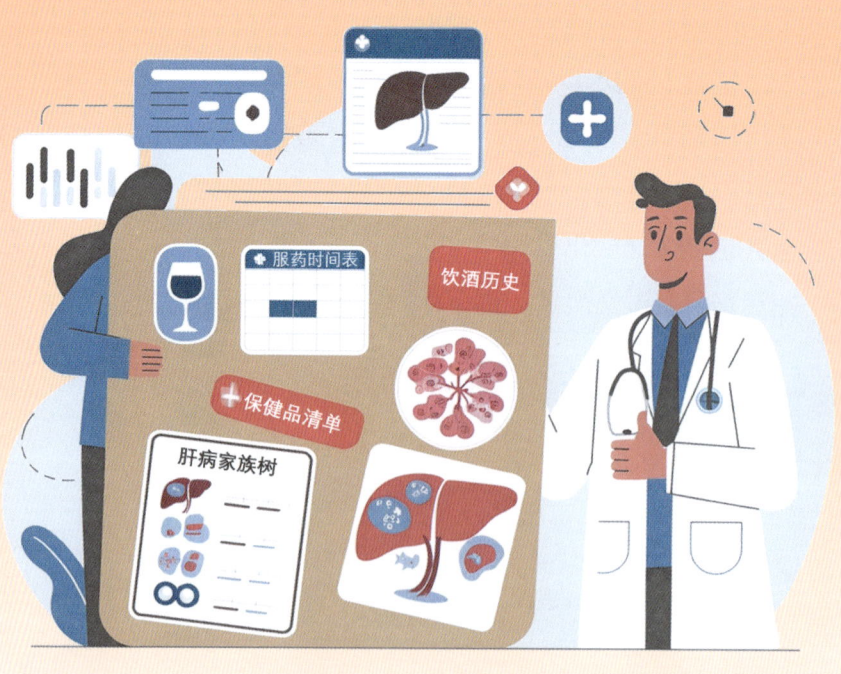

情报越详细,破案越神速!

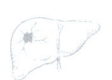

127 抗结核治疗期间，若出现肝功能异常，如何调整用药方案？

♛ 立即行动指南

- 转氨酶＜正常值上限3倍：可以边观察、边用药，但需加强监测。
- 转氨酶为正常值上限3～5倍：停用利福平、吡嗪酰胺等高危药物。
- 转氨酶＞正常值上限5倍或有黄疸：停药！等恢复后换用二线药物。

♛ 绝对禁忌

擅自停药可能导致结核菌产生耐药性！务必经过医生评估后方可调整治疗方案。

请记住：治疗结核病是一场持久战，保护肝脏是重要的后勤支持，两者需要综合考虑和安排。

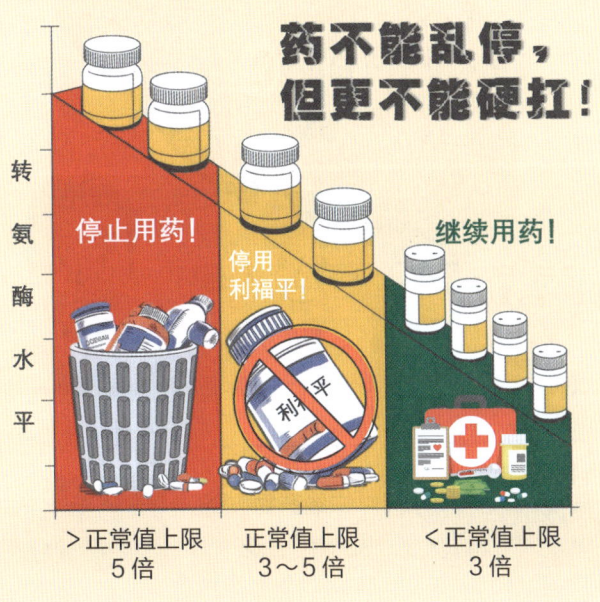

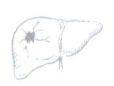

128 为了避免抗结核药伤我，什么情况下应该调整治疗方案？

遇到以下情况，医生会给我"减负"。

♛ 肝硬化患者

选择用二线抗结核药物（左氧氟沙星等）。

♛ 慢性肝炎病毒携带者

避免使用吡嗪酰胺等肝毒性较大的药物；选择肝毒性较小，或者经过肾脏／肝肾双通道代谢的药物。

♛ 老年人

降低药物剂量。

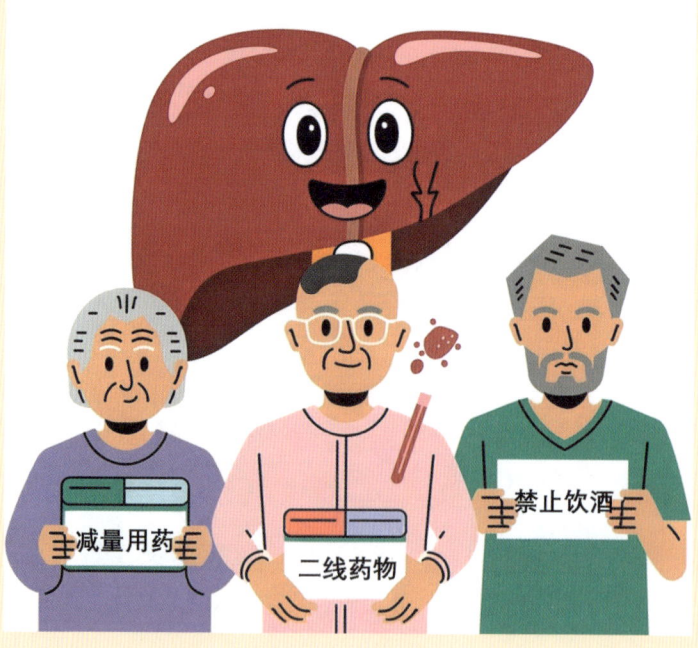

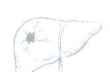

♛ 营养不良者

补充维生素 B_6 预防神经毒性。

♛ HIV 感染者

避免与抗病毒药物冲突的组合。

♛ 既往药物过敏者

提前做药物超敏试验。

♛ 抗结核药曾使我严重受伤者

避免用原来伤我的药,用其他治疗方案。

医生就像指挥官,会根据我的"体力值"灵活调整战术。您要做的,就是如实汇报所有身体情报!

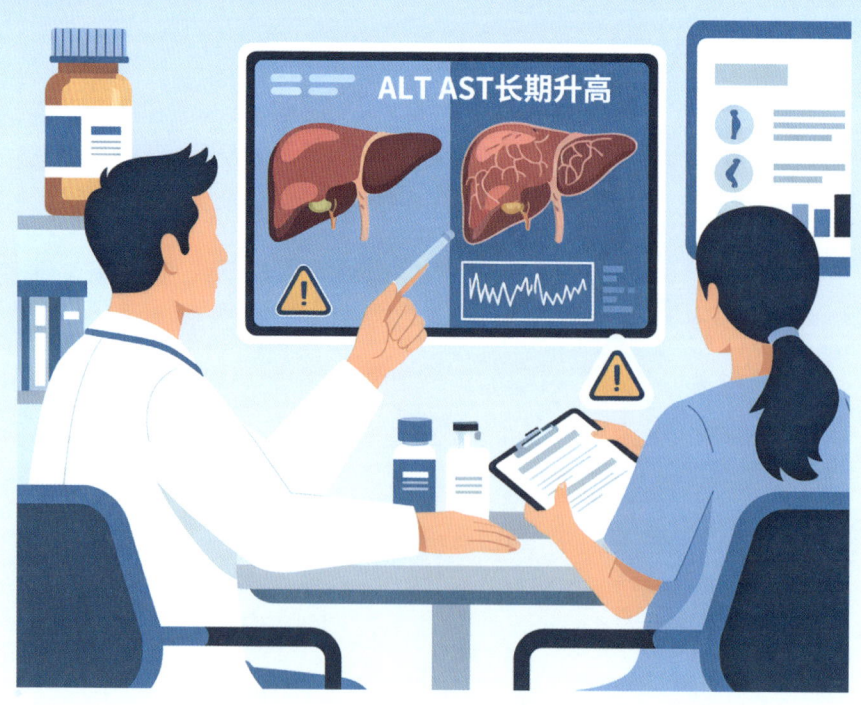

129 相较于其他药物，抗肿瘤药是否更易让我受到损伤？

抗肿瘤药物确实具有较高的风险，可能对我造成伤害。在不同国家的易伤害排行榜上，抗肿瘤药物总是位居前列，在我国的排名亦是如此，位列前三。抗肿瘤药物对我造成的伤害风险会因药物种类、剂量、是否联合使用以及个体差异而有所不同。无论是传统的化疗药物（如奥沙利铂、甲氨蝶呤）、新型靶向药物（如 EGFR 抑制剂、抗血管生成药物等），还是免疫检查点抑制剂（如 PD-1 抑制剂），它们虽然引起伤害的发生率各有不同，但都存在一定的可能性让我受到伤害。

然而，实际上，您不必过于忧虑，因为这种风险是可以管理的。医生会通过治疗前对肝功能储备的评估、治疗期间的动态监测（例如每 1～2 周进行一次血液检查以检测转氨酶和胆红素水平）以及根据个人情况调整治疗方案（比如调整药物剂量等）来确保疗效与您的安全之间的平衡。如果我只是轻微受伤，通常不会干扰治疗的进程。但是，一旦出现皮肤发黄、尿液颜色加深或持续的乏力症状，请立即就医。通过科学地认识风险、定期监测和及时干预，我们能够使抗癌治疗既有效又安全。

130 新型抗肿瘤药物能否减轻对我的伤害？

不！即便是新型的靶向药物和免疫检查点抑制剂（例如 PD-1/PD-L1 抑制剂）这些抗肿瘤药物，也可能对我造成伤害。某些靶

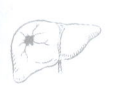

向药物（如 CDK4/6 抑制剂）甚至可能带来比传统化疗药物更高的风险。您是否注意到，美国食品药品管理局（FDA）已经在 7 种靶向药物（包括舒尼替尼、拉帕替尼、帕唑帕尼、瑞戈非尼、普纳替尼、培西达替尼和艾德拉尼）的说明书中加入了"黑框警告"。这些警告意味着什么？它们提醒人们这些药物可能带来较大的伤害风险。当然，可能对我造成伤害的靶向药物远不止这些，其他药物也有可能。例如，EGFR 抑制剂（如厄洛替尼）可能直接干扰我的肝细胞代谢，而抗血管生成药物（如索拉非尼）可能引起我的下水道不通畅，导致胆汁淤积。至于免疫检查点抑制剂，单独使用时对我的伤害发生率为 5%～10%，但当它们联合使用时，伤害风险可能会显著上升。

131 哪些情形会使免疫检查点抑制剂伤我的风险增加？

在使用免疫检查点抑制剂（如 CTLA-4、PD-1/PD-L1 抑制剂）时，部分患者面临的风险可能会上升。如果您具备以下情况，需要特别小心：① 接受高剂量的 CTLA-4 治疗。② 进行联合治疗，无论是靶向联合免疫治疗还是两种以上的免疫治疗，受伤的可能性显著增加。③ 有自身免疫性疾病史，如类风湿关节炎、红斑狼疮等，这使得免疫系统更容易过度激活并攻击自身。④ 合并病毒性肝炎，例如乙型肝炎表面抗原阳性或丙型肝炎感染者，治疗可能会激活病毒复制。⑤ 已经出现其他器官的免疫相关不良反应，如肠炎、肺炎等，这表明免疫系统整体处于高度反应状态。⑥ 接受过实体器官移植。

132 免疫检查点抑制剂引起的不良反应有哪些典型特征？

作为一类新型的抗肿瘤药物，免疫检查点抑制剂带来的副作用确实是一个新挑战。通常情况下，这些副作用会在治疗后的4～12周内出现，或者是在使用了1～3个疗程后显现。虽然少数情况下，副作用可能会在更晚的时候出现，并且有可能持续数月甚至数年。

我受伤后的症状表现形式多样：

• 可能是无症状或伴有症状的转氨酶升高，表现为肝细胞损伤型，类似于急性肝炎。

• 可能表现为排泄通道不畅甚至阻塞，表现为胆汁淤积型损伤，类似于急性或慢性胆汁淤积，您可能会经历黄疸、皮肤瘙痒、大便颜色变浅等症状。

• 可能是损伤严重到导致我功能衰竭，出现急性肝衰竭。

• 甚至可能造成我特殊的损伤类型，如我的血管受到损伤，导致肝小静脉闭塞病或肝窦阻塞综合征，出现腹胀、肝区痛、腹水、黄疸、肝肿大等症状。

您看，我受伤后的症状表现确实复杂多变。尚不止于此，由于免疫检查点抑制剂导致的伤害是通过改变肿瘤患者的免疫状态实现的，确实，它们通过激活免疫系统来发起对我的攻击。一些患者甚至可能出现自身抗体阳性，类似于自身免疫性肝炎的情况；此外，这类药物在对我造成伤害的同时，也可能损害到其他器官，例如皮肤、肺、心脏、肾脏等。

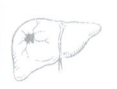

133 免疫检查点抑制剂除了伤我，还可能损害哪些脏器？

免疫检查点抑制剂的作用机制是通过调整肿瘤患者的免疫状态，激活免疫系统以对抗肿瘤，而实现治疗目的的。然而，在这一过程中，这类药物同样可能对包括我在内的其他正常器官产生攻击，导致不良反应。因此，从理论上讲，这种不良反应可能影响身体的任何组织和器官。除了我之外，其他较为常见的不良反应部位包括皮肤、内分泌系统、胃肠道和肺部，而神经、血液、肾脏、心脏以及眼睛的不良反应则相对较为罕见。

134 化疗药物导致的"蓝肝"和"黄肝"是什么？

化疗药物有时会导致"蓝肝"和"黄肝"现象，这可能会让许多人感到困惑。实际上，奥沙利铂和伊立替康这类药物对肝脏的影响与其他常规化疗药物截然不同。奥沙利铂可能会导致血管损伤，引发肝小静脉闭塞病或肝窦阻塞综合征，从而使得肝脏外观异常地呈现蓝色，即所谓的"蓝肝"。另一方面，伊立替康则常导致脂肪肝，这时肝脏的外观会变成油腻的黄色，剖开后可见到类似软腻的黄泥土状组织，即"黄肝"。因此，奥沙利铂引起的肝脏损伤通常表现为"蓝肝"，而伊立替康导致的损伤则通常表现为"黄肝"。

135 长期服用甲氨蝶呤致转氨酶反复小幅度上升，有无大碍？

长期服用低剂量甲氨蝶呤（如用于治疗淋巴瘤）后，若出现转氨酶（ALT/AST）持续、反复轻微升高（不超过正常值上限 3 倍），这可能是一个警告信号，表明您可能正遭受甲氨蝶呤的慢性损害。甲氨蝶呤的一个潜在副作用是导致脂肪肝，长期的慢性炎症可能引起纤维化，类似于反复结痂留下的瘢痕，甚至可能导致硬化。因此，在这种情况下，及时就医，让医生明确诊断损害的原因并评估受损程度至关重要。

长期使用甲氨蝶呤可导致慢性损伤

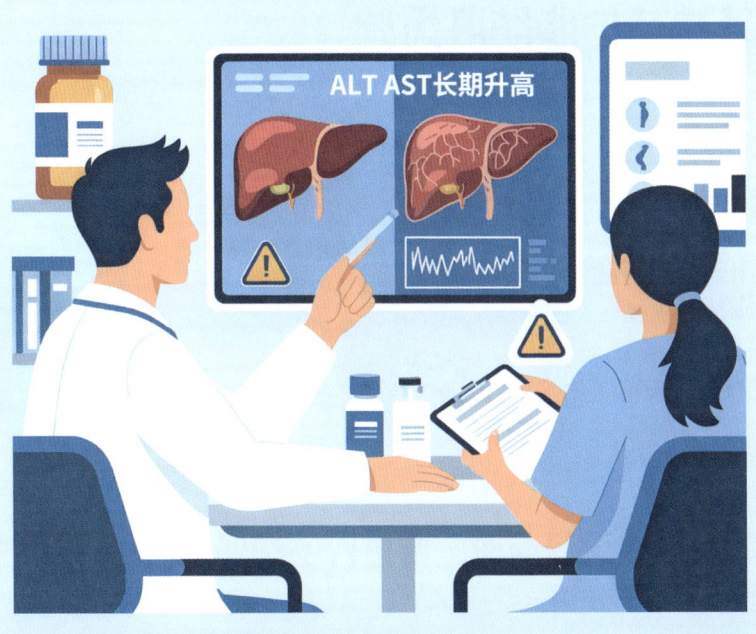

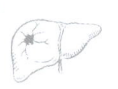

136 乳腺肿瘤患者在服用他莫昔芬期间，有患上脂肪肝的风险吗❓

确实，他莫昔芬作为乳腺癌患者常用的内分泌治疗药物，其副作用之一是可能导致脂肪肝。长期服用他莫昔芬超过 2 年，超过 40% 的患者可能会出现脂肪肝的情况。这是因为该药物通过拮抗雌激素受体，干扰了脂肪代谢过程，致使脂肪在肝细胞中积聚，从而引发脂肪肝。特别是对于肥胖、糖尿病等代谢综合征患者，使用他莫昔芬后发展为脂肪肝的风险更高。对于那些原本就患有脂肪肝的患者，使用他莫昔芬可能会使病情加重。因此，在需要长期使用他莫昔芬的情况下，应进行持续的监测和采取必要的预防及治疗措施。

他莫昔芬与脂肪肝风险

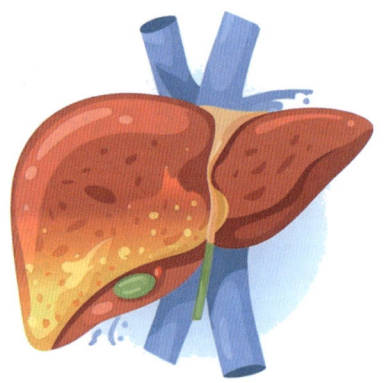

40% 连续用药患者可能出现脂肪肝

以下人群患有脂肪肝风险更高
- 肥胖
- 糖尿病
- 其他代谢综合征

长期服用他莫昔芬时，要进行密切监测和必要防治！

137 抗肿瘤治疗前需要做哪些检查？

在启动抗肿瘤治疗之前，医生会为您进行一系列检查，全面评估您的健康状况，确保治疗的安全性。

• 通过抽血检查肝功能，评估治疗前的基础健康状况，包括转氨酶（ALT/AST）、胆红素、白蛋白以及碱性磷酸酶（ALP）、γ-谷氨酰转肽酶（GGT）等指标。

• 进行乙型肝炎、丙型肝炎等病毒筛查，以明确是否有病毒潜伏，因为这些病毒可能在抗肿瘤治疗过程中被激活，从而对您造成伤害。

• 进行凝血功能检查，如 PT/INR，以评估您合成凝血因子的能力，以及是否存在出血的风险。

• 进行影像学检查，如腹部超声、CT 或 MRI，以排查或明确肿瘤是否已经转移到您的身体其他部位，以及转移的范围和大小，并了解您是否存在基础疾病，如脂肪肝或肝硬化等。

这些检查有助于医生规避高风险的用药方案。例如，在发现患者为乙型肝炎病毒携带者时，可以提前开始抗病毒治疗；若患者已有肝硬化的情况，则可能需要调整药物剂量或选择对肝脏影响更小的替代治疗方案。

138 抗肿瘤治疗期间应该如何监测肝功能？

在进行抗肿瘤治疗期间，定期检查肝功能至关重要！治疗启动后，医生将根据所使用的药物种类及潜在风险，为您安排定期的血液检测以监测肝功能。一旦检测到肝功能可能出现损伤的迹象，医生

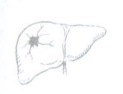

可能会将复查的间隔缩短至 3~5 天，并且可能会建议您进行超声波检查或计算机断层扫描（CT）检查。对于长期服用某些药物（如他莫昔芬）的患者，或那些有肝病史的患者，医生会根据具体情况，安排您每 1~3 个月进行一次定期随访。您所需要做的，就是遵循医生为您制订的监测计划，以确保能够顺利完成整个抗肿瘤治疗过程。请不要因为怕麻烦而错过检查，也不要因为肝功能的轻微波动而过度担忧。

139 抗肿瘤治疗期间，转氨酶基本正常但碱性磷酸酶或 γ-谷氨酰转肽酶升高，有无大碍？

在抗肿瘤治疗过程中，若检测到碱性磷酸酶（ALP）或 γ-谷氨酰转肽酶（GGT）水平升高，这通常意味着我的胆管系统可能出现了阻塞，胆汁排泄功能可能受到了损害。这种情况的原因可能相当复杂，既可能是抗肿瘤药物对我的影响，也可能是肿瘤已经转移到了我身上。医生会仔细分析并判断具体原因。如果确定是抗肿瘤药物导致的问题，通常病情进展较为隐蔽，恢复过程可能较长，甚至有可能演变为慢性病状。例如，某些靶向药物或免疫治疗可能会损伤胆管上皮细胞，导致胆汁淤积，初期可能仅表现为 ALP/GGT 水平升高，若不及时处理，可能会逐渐出现皮肤瘙痒、黄疸等症状。因此，一旦发现 ALP 或 GGT 持续升高，医生可能会借助超声、磁共振胆管成像（MRCP）等检查手段来明确病因，并据此调整可能对我造成伤害的药物，同时使用熊去氧胆酸、腺苷蛋氨酸等利胆药物进行干预。

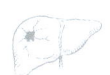

140 如果在抗肿瘤治疗期间我受到伤害，罪魁祸首必然是抗肿瘤药物吗？

这并不一定。实际上，在接受抗肿瘤治疗期间，我受伤的原因是多种多样的。

• 肿瘤本身可能引发问题，特别是消化道肿瘤易于扩散至我这里，癌细胞如同杂草般侵蚀良田，直接导致我受损。

• 近期接受过手术或介入治疗。

• 伴有全身性疾病，例如严重的感染、心脏衰竭等。

• 急性病毒感染对我造成了伤害。

• 我原本就有的基础肝病，如脂肪肝、乙型肝炎等。

• 其他药物对我产生了副作用。

原因可能是多方面的，您无须过分担忧。医生将会像侦探一样，仔细排查出真正伤害我的元凶。

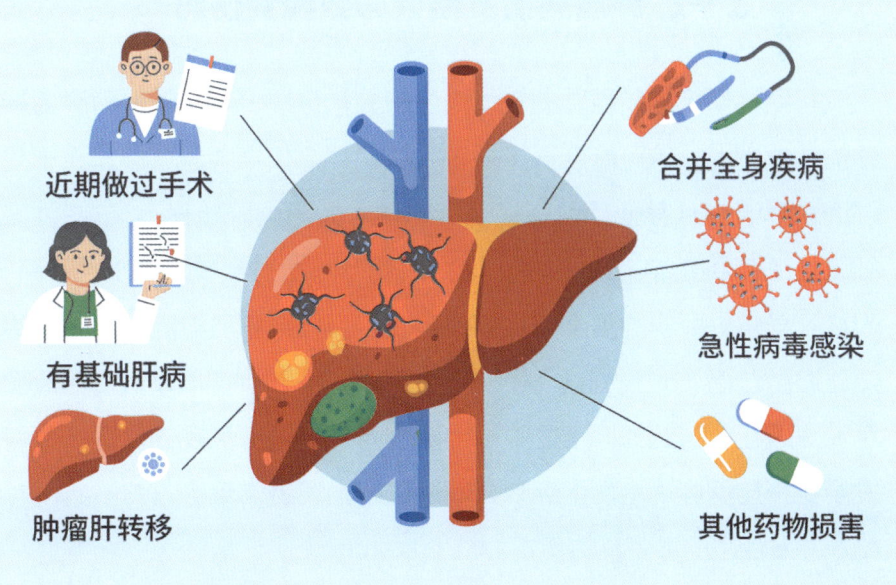

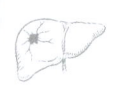

141 若近期做过腹部手术或介入治疗，会导致我受伤吗？

在您最近接受腹部手术或介入治疗后，我可能会经历一场考验——尽管手术本身并不直接针对我，但身体的应激反应、麻醉药物的代谢、术中出血或低血压等情况都可能暂时增加我的工作负担。特别是涉及肝胆区域的手术（例如胆囊切除、胃肠肿瘤切除），或针对我的介入治疗（例如肝动脉栓塞、射频消融），可能由于操作刺激、局部炎症或血流改变，导致转氨酶等生化指标短暂升高。这就像皮肤擦伤后会出现红肿一样，是我自我修复过程中的正常现象。因此，如果您最近接受了腹部手术或介入治疗，转氨酶可能会暂时升高，但请不必过于担心，这种情况通常是暂时的，并且是可控的。

142 肿瘤病情发展会导致我受伤吗？

答案是肯定的。当肿瘤在体内生长并扩散时，我常常成为肿瘤转移的主要靶点，这可能会直接损害我的功能。如果肿瘤直接起源于我（如肝癌），或从其他部位转移至我这里（如肠癌肝转移），这些肿瘤细胞会像杂草侵占农田一样破坏正常的肝组织，导致转氨酶水平升高、胆红素异常。即便肿瘤没有直接侵犯我，但如果它压迫胆管（如胰头癌压迫胆总管），也可能导致我的下水道淤阻，出现皮肤发黄、尿液颜色加深等症状。此外，某些肿瘤会释放特殊物质干扰我的代谢，或引发全身炎症反应间接伤害到我，而肿瘤晚期患者常见的营养不良、感染等并发症也会加重我的负担。

143 抗肿瘤治疗期间发现肝功能异常，应主动向医生反馈哪些信息❓

若您发现肝功能出现异常，请向医生提供以下关键信息，以便医生准确诊断出导致肝损伤的真正原因。

- 详细说明最近一次使用抗肿瘤药物的具体时间及方案（例如化疗后的第几天）。
- 明确告知首次出现肝功能异常或相关症状（如皮肤发黄、食欲减退）的时间，这有助于医生判断是否与用药周期相关。
- 详细描述以往接受的抗肿瘤药物治疗方案，以及是否曾经历过肝损伤。
- 明确告知您是否有基础疾病（如乙型肝炎、脂肪肝等）。
- 明确告知在发现肝损伤前是否同时使用了其他药物，包括中草药、保健品、止痛药（如偶尔使用的退热药）、抗生素等。
- 明确告知近期是否有特殊饮食（如野生菌类）摄入、饮酒情况，以及是否出现皮疹、发热等症状。

144 什么标准可以用于评估抗肿瘤药伤我的严重程度❓

医生通常依据国际通用的不良事件通用术语评价标准（CTCAE标准）来评估病情，该标准主要依据单一指标，如转氨酶或胆红素的升高倍数，来判断我受伤的严重程度。然而，这一标准有时并不能精确反映实际的受伤情况，有可能会高估受伤的严重性。例如，尽管转氨酶的升高达到了 CTCAE 标准中的"重度"级别，但如果我的身体功能并未受到影响，且胆红素和凝血功能均保持正常，实际上我的伤势并不"严重"，因为我仍能正常工作，仅是身体受到了损伤。参考国际公认的海氏法则，并警惕"转氨酶升高伴随黄疸"的危险组合，或许能更准确地评估受伤的严重程度。

145 若抗肿瘤药伤了我，仅靠停药就能恢复吗？

通常情况下，作为再生能手的我确实具备自我修复的能力。当遭受轻微的急性损伤，例如仅转氨酶轻微升高且无黄疸时，70%～80%的患者在及时停药或减量并配合护肝治疗后，可以在 4～8 周内完全康复，这就像皮肤擦伤后结痂脱落一样自然。然而，如果损伤较为严重，出现黄疸、凝血功能异常或意识模糊，即便停药，我的状况仍可能恶化，导致功能衰竭。特别需要注意的是，某些药物可能对我造成慢性损伤，对于这部分人群，即便停药，损伤仍可能持续发展，最终导致纤维化甚至硬化。

抗肿瘤药伤我了，停药就能恢复吗？

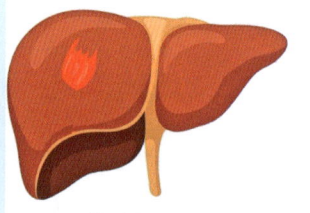

轻度损伤
可自我修复

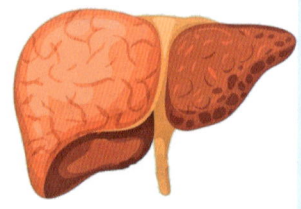

重度损伤
可导致肝衰竭

146 若被免疫检查点抑制剂伤害，一定要用激素治疗吗❓

关于是否在免疫治疗后使用激素，这就像选择合适的灭火器型号应对火灾。并非所有情况都需要使用高压水枪，也不是水量越大效果就越好。当我的伤势较轻时，医生可能会选择暂时停止免疫治疗，并进行严密监控，以便我的身体能够自行恢复。然而，如果我的伤势较重，激素就仿佛是精准的灭火器，通过抑制过度的免疫反应来保护我。医生会根据我的伤势情况来决定激素的剂量。如果我的伤势处于可控范围内，医生可能会倾向于使用低剂量激素，因为尽管高剂量激素能够迅速抑制炎症，但它也可能增加感染的风险，甚至影响抗癌效果。大约60%的患者对标准剂量的激素反应良好，盲目增加剂量反而可能导致治疗时间的延长。

147 若激素治疗免疫检查点抑制剂所致伤害的效果欠佳，该如何应对❓

若您发现激素治疗未能有效控制病情，无须过度忧虑，医生会考虑使用二线免疫抑制剂来缓解免疫系统的过度反应。常见的二线药物有霉酚酸酯、他克莫司等。据观察，大约70%对激素治疗反应不佳的患者，在接受霉酚酸酯治疗后逐渐恢复健康。在极少数情况下，对于那些难治性病例，医生可能会采取血浆置换或使用生物制剂（如抗胸腺细胞球蛋白）的治疗方案。在此期间，您必须密切配合

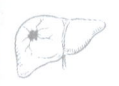

医生的指导,切勿自行停药或更改剂量,并且要立即告知医生任何发热或口腔溃疡等不寻常的症状。虽然治疗过程可能会有起伏,但大多数患者通过逐步的治疗干预最终能够康复,只是这可能需要更长的时间。

148 若抗肿瘤治疗期间发现肝功能异常,原有药物还能继续服用吗?

在进行抗肿瘤治疗时,若出现肝功能异常,是否需要调整药物剂量,就如同在抗癌的天平上谨慎地增减砝码。医生会全面评估肝损伤的严重程度、药物对肿瘤的控制效果以及替代治疗方案的可行性,仔细权衡利弊。如果肝损伤较轻微,仅表现为肝酶轻度升高而无胆红素升高,在我身体恢复后,可以考虑继续使用原治疗方案,但必须密切监测肝功能。然而,若我遭受严重伤害,出现黄疸、胆红素水平升高及其他相关症状,在康复之后,切勿继续采用原先的治疗方案。应转向选择肝毒性较低的替代疗法(例如更换化疗药物或调整靶向药物组合)。因为,若在此情况下再次使用原方案,我可能遭受更严重的伤害,甚至可能引发器官功能衰竭的风险显著上升。值得注意的是,某些关键药物可能没有合适的替代品。在这种情况下,医生会仔细评估所有利弊,可能通过缩短疗程、延长给药间隔或结合强力的护肝治疗,在控制肿瘤生长的同时,为我提供额外的保护。

149 因抗肿瘤药物受伤康复后，下一周期是否可以预防性使用护肝药物继续原方案治疗？

当我从受伤中恢复并需要继续执行原治疗方案时，是否采用护肝药物进行预防，医生会根据我受伤的性质、药物的毒性特征以及个人风险因素来制订治疗计划。以化疗药物导致的急性伤害为例，医生可能会建议提前使用护肝药物进行预防。然而，并非所有情况下都需要预防性用药。如果我的伤害较轻，并且与药物剂量有明确的关联，医生可能会选择调整药物的给药方式（如延长输液时间、分次给药）并增加监测频率，而不是直接采用预防性护肝药物。

150 若转氨酶轻度异常，是否就不能开始下一周期的治疗？

如果在下一周期治疗开始前检测到转氨酶轻微升高，例如不超过正常值上限3～5倍，并且没有出现黄疸、凝血功能障碍或其他症状（如极度疲劳、食欲不振），医生通常会进行综合评估并决定继续进行下一周期的治疗。请注意，转氨酶轻微升高的原因多样，可能是药物引起的暂时性损伤，表明我正在努力恢复至正常水平，尽管尚未完全恢复；或者可能是我之前就存在某种基础疾病，如脂肪肝。在这些情况下，通常不会影响下一周期的治疗计划。